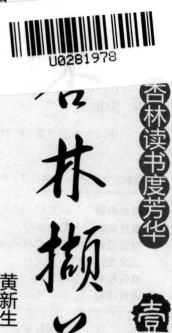

杏林读书 度芳华

杏林撷芳

黄新生 编著

壹

中国科学技术出版社

·北京·

图书在版编目（CIP）数据

杏林读书度芳华 . 1，杏林撷芳 / 黄新生编著 . --
北京：中国科学技术出版社，2021.1
ISBN 978-7-5046-8772-2

Ⅰ . ①杏… Ⅱ . ①黄… Ⅲ . ①中国医药学—基本知识
Ⅳ . ① R2

中国版本图书馆 CIP 数据核字（2020）第 171308 号

杏林读书度芳华　杏林撷芳　XINGLIN DUSHU DU FANGHUA XINGLIN XIEFANG

策划编辑	卢紫晔
责任编辑	符晓静
封面设计	北京中科星河文化传媒有限公司
正文设计	中文天地
责任校对	邓雪梅
责任印制	徐　飞

出　　版	中国科学技术出版社
发　　行	中国科学技术出版社有限公司发行部
地　　址	北京市海淀区中关村南大街 16 号
邮　　编	100081
发行电话	010-62173865
传　　真	010-62173081
网　　址	http://www.cspbooks.com.cn

开　　本	889mm×1194mm　1/32
字　　数	201 千字
印　　张	13.75
版　　次	2021 年 1 月第 1 版
印　　次	2021 年 1 月第 1 次印刷
印　　刷	北京盛通印刷股份有限公司
书　　号	ISBN 978-7-5046-8772-2 /P・2611
定　　价	49.80 元

（凡购买本社图书，如有缺页、倒页、脱页者，本社发行部负责调换）

诗话词话是医话药话

《墨子·贵义》说："药然，草之本。"古代又将中药称为"本草"。华夏以神农时代农耕文明以降，在尝百草、识毒性、辨性味实践中，认识了中草药，又经过修治，理论化，被称为药。中草药从发现到发明，是民族的创造、人类的福祉。

中医药学是科学也是文化。其文化属性更为突出，中医药与文化堪为连理。胡道静先生说："中医药这一生命文化的胚胎，是中国整个传统文化和社会历史推进的舵桨，是中国传统文化区别于世界文化的分水岭。"中医药和中华文化共魂同魄共荣，既表现于中医药中的文化，也见于文化中的医药。

中国诗词的开篇《诗经》中就有一百多种中药入诗。如《国风·周南·芣苢》"采采芣苢（车前草），薄言采之"，《郑风·溱洧》"伊其将谑，赠以芍药"等名句。唐宋以后，诗词繁荣，医药辉煌，医药更入诗词，有药名诗、药名词，且渐自成为一种文体。此乃中医药对中华文化的又一贡献。

黄新生先生，是中医药的学用者，也是其管理队列中的牧人，富瞻而研用唐宋诗词。他在报刊上发表的很多关于中医药的文章，我们都争读学习，每次都备感新鲜生动。

这次有幸，先睹为快。由《青玉案头品玉药》等58篇佳文构系成的《杏林读书度芳华》大作。其中的医话药话就是讲医药的故事。本书是用名人的名诗名词故事来讲的，又有了一层趣味，讲的是医理药性，诗境风韵。如论玉之应用，讲得比医书更深；"脾胃仓廪之官"，仓者藏谷，廪者储米，说注更细。很多医药轶闻典故，遗珠花絮，如在金谷中，上达崑崙，下入龙庭。唐弢先生说：好书要"一点事实，一点掌故，一点观点，一点抒情"。本书还有点点滴滴，名诗佳句为甘霖的惠泽，是诗词中的医药，也是医药中的诗词。常说中医博大精深，读此书后还应加一句——文雅美奂。

孟庆云

2020 年 11 月 11 日于中国中医科学院

内容提要

　　本书以词牌为引，以诗词为经，以中医药文化知识为纬，探寻中医药的诗意美景。医务人员读此书，可以在熟悉中医药的基础上感受诗词的魅力，享受诗词的思想、意境、格律之美。本书简单介绍了身边常见中药的性味、归经、功效和主治，以及常用的配伍和小验方，中医爱好者读此书，可以在欣赏古诗词的同时，潜移默化地了解一些身边常见药材的药性，提高自己的中医健康素养。

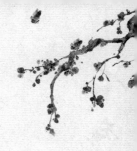

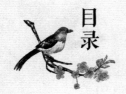

目录

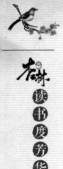

杏林撷芳

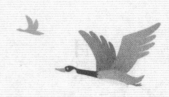

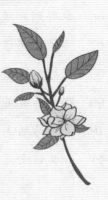

01 | 青玉案头品玉药

东风夜放花千树，

更吹落、星如雨。

宝马雕车香满路。

凤箫声动，玉壶光转，一夜鱼龙舞。

蛾儿雪柳黄金缕，笑语盈盈暗香去。

众里寻他千百度，蓦然回首，

那人却在，灯火阑珊处。

这首《青玉案》是辛弃疾的作品，描写元宵节绚丽
多彩的热闹场面，词牌《青玉案》因东汉张衡《四愁诗》
"美人赠我锦绣段，何以报之青玉案"而得名。

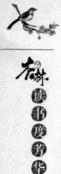

美玉入药有乾坤

中华民族有着悠久的爱玉传统，延绵千年而兴盛不衰。在古人心中，玉是君子人格和美好道德的象征。《诗经》曰："言念君子，温其如玉。"《礼记》说："古之君子必佩玉，君子无故，玉不去身，君子于玉比德焉。"

孔子总结君子爱玉的原因，赋予玉仁、知、义、礼、乐、忠、信、天、地、德、道11种高贵品德。他说："夫昔者，君子比德于玉焉，温润而泽，仁也；缜密以栗，知也；廉而不刿，义也；垂之如队，礼也；叩之其声清越以长，其终诎然，乐也；瑕不掩瑜，瑜不掩瑕，忠也；孚尹旁达，信也；气如白虹，天也；精神见于山川，地也；圭璋特达，德也；天下莫不贵者，道也。诗云：言念君子，温其如玉，故君子贵之也。"

东汉许慎《说文解字》在前人论述基础上，进一步将玉的品德概括为仁、义、智、勇、洁5种。他说："玉，石之美者。有五德：润泽以温，仁之方也；䚡理自外，可以知中，义之方也；其声舒扬，专以远闻，智之方也；不挠而折，勇之方也；锐廉而不忮，洁之方也。"

在中华文化传统里，玉是纯洁、美好、善良、高雅、华贵的象征，如称赞美人为玉女，称赞住处为玉堂，夸赞衣服为玉衣，夸赞美食为玉食等。除了观赏之外，玉还是重要的药材，韩愈在《进学解》中说："玉札丹砂，赤箭青芝，牛溲马勃，败鼓之皮，俱收并蓄，待用无遗者，医师之良也。"文中的玉札，是两种中药的名称，一种是玉泉，另一种是和玉泉密切相关的地榆。

真玉润肺镇心神

"折琼枝以为羞兮，精琼靡以为粮。为余驾飞龙兮，杂瑶象以为车。"（屈原《离骚》）玉为硅酸盐类角闪石族矿物透闪石的隐晶质亚种软玉，或蛇纹石族矿物蛇纹石的隐晶质亚种岫玉，性味甘、平，归肺、胃、心经，具有润肺清胃、除烦止渴、镇心、明目的功效，用于喘息烦满、消渴、惊悸、目翳、丹毒的治疗。《雷公炮制药性解》载："玉屑色白性润，宜入肺部，肺得其养，则烦渴诸证何自而生。又主灭瘢云云者，亦以肺主皮毛，功效之所由必及也。"《太平圣惠方》载"真玉十两，粟壳一升。上以水一斗，煮粟壳取汁五升，去粟壳澄滤。却以此汁煮玉至三升。旋分呷服之"，具有镇心神的功效，可治疗虚劳烦渴；"白玉二钱半，寒水石半两。为末，水调涂心下"，可治疗小儿惊啼；《普济方》载"白玉、寒水石各一两。上为末，米醋调敷患处"，可治疗赤游丹毒肿；《圣济总录》载，用真玉平处一面磨面上瘢痕，久则无痕。

不同色泽的玉，其药效也有差别。《医林纂要》说："玉分五色，苍养肝，赤养心，黄养脾，白养肺，元养肾。皆能镇心安神。屑为末，傅身面，能悦泽肌肤，涂灭瘢痕。口含玉屑，则能生津止渴。盖其气恒润而体恒温。"

服食玉屑能伤身

"乾坤有精物，至宝无文章。雕琢为世器，真性一朝伤。"（唐代韦应物《咏玉》）由于对玉的崇拜心理，加上玉的确有一定的药用价值，古代术士错误地认为服食玉屑可以养生，甚至羽化登仙，这种思想在古代医学典籍中也有反映，如《名医别录》载"（玉）屑如麻豆服之，久服轻身，长年"，《马鸣先生金丹诀》说"玉屑常服令人精神不乱"。

古人服食玉屑的最常见方法是用美玉制成浆液，命之为玉泉，《神农本草经》载"玉泉，味甘，平。主五脏百病，柔筋强骨，安魂魄，长肌肉，益气。久服耐寒暑，不饥渴，不老神仙，轻身长年。人临死服五斤，死三年不变。一名玉札"。古人服食玉屑的诗词也有很多，如南朝庾肩吾《答陶隐居赍术蒸启》"味重金浆，芳逾玉液"，南朝刘潜《谢晋安王赐柑启》"削彼金衣，咽兹玉液"，唐朝吕岩《忆江南》"二八应机堪采运，玉琼回首免荣枯"，宋代释文珦《游仙》"唯服玉石脂，千年貌不枯"。

但长期服食玉屑并不能达到养生长寿的目的，反而减寿，承露盘的故事就是最好的例子。汉武帝为了修仙长生，听信方士之言，用露水和玉屑服用，

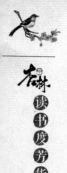
结果还是一命呜呼。《资治通鉴》载"春起柏梁台，作承露盘，高二十丈，大七围，以铜为之，上有仙人掌，以承露，和玉屑饮之，云可以长生"。唐代诗人寒山在《诗三百三首》讽刺此事说："常闻汉武帝，爱及秦始皇。俱好神仙术，延年竟不长。"但承露盘的故事并没有到此为止，三国时期，魏明帝曹叡为了长寿，竟然派人到长安拆取承露盘，继续用露水和玉屑服用。唐代诗人李贺在《金铜仙人辞汉歌》诗中说："衰兰送客咸阳道，天若有情天亦老。携盘独出月荒凉，渭城已远波声小。"曹叡服食玉屑的不良后果更为明显，他只活了35岁。

地榆入药胜珠金

"旧国青山阔，仙岩绿桂春。金壶柱史客，玉札上清人。学雾应成市，泠风肯待旬。他年留半剂，牝谷愿凝神。"（宋代宋祁《徐帅北归》）地榆被称为玉札，和古代服食玉有关，古代术士认为用地榆酿酒，可以溶解玉屑，如此服食效果更为明显。《抱朴子》云："玉，可以乌米酒及地榆酒化之为水，亦可以葱浆消之为粘，亦可饵以为丸，亦可烧以为粉，服之，一年以上，入水不沾，入火不灼，刃之不伤，百毒不犯也。"地榆本身也是古代术士服食的主要药品之一，《神仙服食经》云"地榆，一名玉札。北方难得，故尹公度曰：宁得一斤地榆，不用明月珠。其实黑如豉，北方呼豉为札，当言玉豉。与五茄煮，服之可神仙。是以西域真人曰：何以支长久？食石畜金盐；何以得长寿？食石用玉豉"。

地榆是蔷薇科地榆属植物，因"叶似榆而长，初生布地"而得名，又因"花子紫黑色如豉，故又名玉豉"，还因为"其臭兼酸，其色则赭，故《别录》又名酸赭"。地榆炒食或凉拌，都有黄瓜的味道，因此它还有个别名叫"黄瓜香"。此外，地榆的别名还有白（鼠尾、西、花椒、线形、红）地榆、地芽、野升麻、马连鞍、水橄榄根等。

"宁得一把五加，不用金玉满车。宁得一斤地榆，不用明月宝珠。"（《金楼子》引古语，《诗纪》作鲁定公记载古语）地榆能成为古代术士服食的主要药品，也源于其良好的药性。地榆属凉血止血类常用中药，药用广泛、效果明显，因此民间关于地榆药性的俗语也很多，如"地榆酸涩寒，止血不为难，凉血并解毒，烫伤妙难言""家有地榆皮，不怕烧脱皮；家有地榆炭，不怕皮烧烂"等。

地榆以根入药，性味苦、酸、微寒，无毒，归肝、肺、肾、大肠经，具有凉血止血、清热解毒、消肿敛疮的功效，用于吐血、咯血、衄血、尿血、便血、痔血、血痢、崩漏、赤白带下、疮痈肿痛、湿疹、阴痒、水火烫伤、蛇虫咬伤的治疗。《神农本草经》载："（地榆）主妇人乳痓痛，七伤，带下病，止痛，除恶肉，止汗，疗金疮。"《本草选旨》载："地榆，以之止血，取上截炒用。以之行血、取下截生用。以之敛血，则同归、芍。以之清热，则同归、连。以之治湿，则同归、芩。以之治血中之痛，则同归、萸。以之温经而益血，则同归、姜。大抵酸敛寒收之剂，得补则守，得寒则凝，得温暖而益血归经，在善用者自得之而已。"

"叶如榆树认还非，布地出生土欲肥。疗却恶疮脓可散，除将风痹步如飞。烹茶酿酒功非小，烂石烧灰力岂微。尚得一斤医血痢，宝珠明月不为希。"（清代赵瑾叔《地榆》）地榆性味苦寒，善泄血中之热而凉血止血；味兼酸涩，又能收敛止血，可治疗多种血热出血之证，尤其是下焦血热之便血、痔血、血痢、崩漏等。地榆配伍生地黄、白芍、黄芩、槐花等，可治疗血热便血；配伍槐角、防风、黄芩、枳壳等，可治疗痔疮出血；配伍生地黄、黄芩、牡丹皮等，可治疗崩漏下血；配伍马齿苋、仙鹤草、当归等可治疗血痢。地榆苦寒能泻火解毒，味酸涩能敛疮，为治水火烫伤之要药，可单味研末麻油调敷，或与紫草、冰片研末调敷。

"葛洪炼丹欲飞仙，地榆为火玉为丸。可怜世无长生药，炉火纯青也枉然。"玉和地榆同被称为"玉札"，作为药材，它们都是"医师之良也"，但如果现在仍服食它们养生，则难免贻笑大方了。

02 | 灵芝仙草映仙门

玉池波浪碧如鳞，

露莲新。

清歌一曲翠眉颦，

舞华茵。

满酌兰英酒，

须知献寿千春。

太平无事荷君恩。

荷君恩，

齐唱望仙门。

　　这首《望仙门》是北宋著名文学家、政治家晏殊的作品，是一首华美的祝颂之词。词牌《望仙门》因"荷君恩，齐唱望仙门"而得名，引用的是汉武帝喜好神仙之术的典故。清代毛先舒《填词名解》云："望仙门：汉武帝之所建也。华阴有集灵宫，宫在华山下，帝欲以怀集仙者，故名殿为存仙。端门南向，署曰望仙门。词取以名。"

灵芝仙草传奇多

"世人都晓神仙好，惟有功名忘不了。"（曹雪芹《好了歌》）修仙和功名是古人心中的两大愿望，志得意满时，希望能"腰缠十万贯，骑鹤下扬州"；落魄不遇时，则在"不觉黄粱一梦游"中寻求慰藉。修仙的法门，不外乎炼丹（内丹、外丹）和服食仙草，最为著名的仙草则非灵芝莫属。

"穿云拨雾到仙山，心焦急，急如电，步履飞，飞似箭，哪顾云程万里远，救得郎君死也甜。强咽悲泪涉艰险，吉凶成败片刻间。偷上绝岭，暗察看，灵芝光华照九天。"（京剧《盗仙草》白素贞唱段）在民间传说《白蛇传》中，许仙听信法海之言，在端午节骗白素贞饮下雄黄酒，白素贞现出原形，许仙惊吓而死。白素贞潜入昆仑山，盗取灵芝仙草，将许仙救活。

其他关于灵芝仙草的传说还有许多。如相传灵芝是巫山神女，乃天帝之女瑶姬所化，宋玉有"天帝之季女，名曰瑶姬，未行而亡，封于巫山之阳。精魂为草，实为灵芝"的说法；唐尧时代的老翁彭祖常食灵芝，寿八百岁而驾鹤西去；《海内十洲记》载，海外仙岛遍生灵芝，仙家以之为食，终生不老；葛洪《神仙记》载，麻姑修道于蓬莱仙岛，每逢农历三月初三，捧灵芝仙酒为王母祝寿等。可见，灵芝是中国传统文化中最为著名的仙草。

灵芝文化呈祥瑞

在我国，灵芝是美好和吉祥如意的象征。灵芝菌盖有一轮轮云状环纹，被称为"瑞征"或"庆云"，是吉祥的象征，后演变成如意，表示吉祥如意，幸福来临。中国图画中的神仙，往往手持如意，传播吉祥，如财神、福星、菩萨等。宫殿、寺庙、绘画中的祥云图案，也是由灵芝演化而来，如北京天安门前的华表上的"蟠龙腾驾灵芝祥云"、天坛祈年殿宝顶上的"环绕九龙的灵芝祥云"等。

在古代诗词中，灵芝也常和美丽的仙女相伴，如屈原在《九歌》中描写神女云"采三秀兮于山间，石磊磊兮葛蔓蔓",诗中"三秀"就是灵芝的别名。曹植在《洛神赋》中,用"攘皓腕于神浒兮,采湍濑之玄芝。余情悦其淑美兮,心振荡而不怡"描写神女在洛水之畔采撷灵芝时悠闲的神态,以及诗人对神女的爱慕之情。

灵芝还是儒家伦理道德中的"祥瑞",圣王施行德政的象征。《神农本草经》说:"山川云雨、四时五行、阴阳昼夜之精,以生五色神芝,为圣王休祥。"汉代班固《论功歌诗》曰:"因露寝兮产灵芝,象三德兮瑞应图。延寿命兮光此都,配上帝兮象太微,参日月兮扬光辉。"北宋秦观说:"草之有芝,犹鸟之有凤,兽之有麟,从古相传,以为瑞物。"将灵芝与传说中的凤凰、麒麟等灵禽祥兽并提,是祥瑞的象征。

灵芝的出现,会被当作天子的德政载诸史册,流芳千古,诗人也要写诗庆贺,歌功颂德。如《史记·孝武本纪》载:"夏,有芝生殿防内中。天子为塞河,兴通天台,若有光云,乃下诏曰:甘泉防生芝九茎,赦天下,毋有复作。"《汉书·宣帝纪》载:"乃元康四年嘉谷玄稷降于郡国,神爵仍集,金芝九茎产于函德殿铜池中,九真献奇兽,南郡获白虎威凤为宝。"唐代李义府

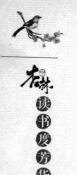

《宣正殿芝草》诗："明王敦孝感，宝殿秀灵芝。色带朝阳净，光涵雨露滋。且标宣德重，更引国恩施。圣祚今无限，微臣乐未移。"

灵芝延年辩证看

服食灵芝被古人认为是修仙养身的捷径。汉乐府诗《长歌行》曰："仙人骑白鹿，发短耳何长。导我上太华，揽芝获赤幢。来到主人门，奉药一玉箱，主人服此药，身体日康强，发白复又黑，延年寿命长。"说明灵芝是仙家珍宝，采集灵芝特别是红色的灵芝，服食后可使人身体健康，白发转黑，寿命延长。唐代吕岩《七言》诗曰："灵芝无种亦无根，解饮能餐自返魂。但得烟霞供岁月，任他乌兔走乾坤。"认为灵芝具有起死回生之效，长期服用可以长生不老。

"海上求仙客，三山望几时。焚香宿华顶，裛露采灵芝。屡蹑莓苔滑，将寻汗漫期。倘因松子去，长与世人辞。"（唐代孟浩然《寄天台道士》）受古代术士求仙思想影响，古代医学典籍在介绍灵芝的药效时，也往往说其可"延年神仙"。如《神农本草经》将灵芝分为赤芝、黑芝、青芝、白芝、黄芝、紫芝六种，"赤芝主胸中结，益心气，补中，增智慧不忘。久食轻身不老延年神仙"；"紫芝味甘温，主耳聋，利关节，保神，益精气，坚筋骨，好颜色，久服轻身不老延年"；黑芝主治"癃"，具有"利水道，益肾气，通九窍，聪察"的功效；青芝具有"明目，补肝气，安精魂，仁恕"的功效；白芝主治"咳逆上气"，具有"益肺气，通利口鼻，强志意，勇悍，安魄"的功效；黄芝主治"心腹五邪"，具有"益脾气，安神，忠信和乐"的功效。

对于灵芝"延年神仙"的说法，古代名医有着清醒的认识。比如李时珍曾说："芝乃腐朽余气所生，正如人生瘤赘，而古今皆以为瑞草，又云服食可仙，诚为迂谬。近读成式之言，始知先得我所欲言，其揆一也。又方士以木积湿处，用药傅之，即生五色芝。"他认为服食灵芝可以成仙是迂谬的说法，方士还可能利用灵芝骗人。但同时，李时珍也不否定灵芝良好的药用价值。他在《本草纲目》中说："灵芝味苦、平，无毒，益心气，活血，入心充血，助心充脉，安神，益肺气，补肝气，补中，增智慧，好颜色，利关节，坚筋骨，祛痰，健胃。"

灵芝治病有妙用

"离离上药苗，郁郁灵芝荣，我昔逢异人，琐细皆能名。击石以取火，薪桂持煎烹，五云夜覆鼎，谈笑得长生。"（南宋陆游《秋日遣怀》）灵芝味甘性平，入心经，能补心血、益心气、安心神，故可用于治疗气血不足、心神失养所致的心神不宁、失眠、惊悸、多梦、健忘、体倦神疲、食少等。

"闻道山中富奇药，往往灵芝杂葵薤。"（苏轼《又次前韵赠贾耘老》）灵芝味甘能补，性平偏温，入肺经，能补益肺气，温肺化痰，止咳平喘，常用于咳喘痰多、肺虚咳喘的治疗，对痰湿型或虚寒型疗效尤好。

"厚德孰能名，灵芝自化成。人间无此种，天上合分茎。紫盖随王母，彤云表帝京。仙家多服饵，鸾鹤共长生。"（宋代释文珦《中殿功德永寿寺产紫芝》）灵芝有补养气血作用，与山茱萸、人参、地黄等补虚药配伍，用于虚劳短气、不思饮食、手足逆冷或烦躁口干等症的治疗，如紫芝丸。

"青蚨子母生死恩，草有灵芝生孝门。春辉照人春不老，芝草阑干芝有孙。"（元末明初杨维桢《春草轩辞》）灵芝菌盖表面有一轮轮云状环纹，被称为"瑞征"或"庆云"，是吉祥和美好的象征，是不可多得的仙草。

03 ｜ 海棠春色秀，木瓜药效优

晓莺窗外啼声巧，

睡未足、把人惊觉。

翠被晓寒轻，宝篆沉烟袅。

宿醒未解双娥报，

道别院、笙歌宴早。

试问海棠花，昨夜开多少？

这首《海棠春》是宋代诗人秦观的作品，描写莺歌燕舞、海棠花竞开的春天景色，词牌《海棠春》因"试问海棠花，昨夜开多少"而得名。

海棠雅韵溢药香

海棠花姿态潇洒、高贵典雅，描写海棠的诗词也灿若星辰。宋代杨万里《己未春日山居杂兴十二解》诗曰："海棠雨后不胜佳，仔细看来不是花。西子织成新样锦，清晨濯出锦江霞。"描写雨中的海棠更加娇艳，灿若云霞。宋代陈傅良《海棠》诗曰："淡月看花似雾中，遽呼灯烛倚花丛。夜来月色明如昼，却向庭芜数落红。"描写月光烛下的海棠，别有一番情趣。

诗词中的海棠摇曳多姿，其实并非同一物种。据《群芳谱》记载："海棠有四品，皆木本。贴梗海棠，丛生，花如胭脂；垂丝海棠，树生，柔枝长蒂，花色浅红；又有枝梗略坚，花色稍红者，名西府海棠；有生子如木瓜可食者，名木瓜海棠。"四种海棠并非同一物种，其中贴梗海棠和木瓜海棠属蔷薇科木瓜属植物，而垂丝海棠和西府海棠属蔷薇科苹果属植物。四种海棠均可入药，尤其以贴梗海棠药用价值最高。

木瓜主筋祛风湿

"投我以木瓜，报之以琼琚。匪报也，永以为好也！"（《诗经·卫风·木瓜》）据学者考证，《木瓜》一诗中所说的男女青年互相传情的信物，就是贴梗海棠的果实。木瓜味酸，主要用来入药，是常用的祛风寒湿药。木瓜用醋或糖腌制也可食用，故《诗经集注》中说"酢可食"。水果店中可口的木瓜其实名为"番木瓜"，是唐代以后才传入中国的。

"敲门忽得故人书，洗手开缄见眉宇。蜂儿肥腻愈风痹，木瓜甘酸轻病股。"（宋代张耒《瓜洲谢李德载寄蜂儿木瓜笔》）木瓜又名楙、木瓜实、铁脚梨等，性味酸、温，归肝、肺、肾、脾经，有舒筋活络、和胃化湿的功效，用于风湿痹痛、肢体酸重、筋脉拘挛、吐泻转筋、脚气、水肿、痢疾的治疗。

"今年春夏极穷忙，日检医书校药方。甫得木瓜治膝肿，又须荆芥沐头疡。一生辛苦身多病，四至平和脉尚强。寿及龟堂老睦守，不难万首富诗囊。"（宋代方回

《病后夏初杂书近况》）木瓜味酸入肝，善于舒筋活络，且能祛除湿痹，为治疗湿痹筋脉拘挛之要药，也常用于腰膝关节酸重疼痛。木瓜配伍乳香、没药、地黄，可治疗筋急项强，不可转侧，如木瓜煎；配伍羌活、独活、附子，可治疗脚膝痛重，不能远行久立，如木瓜丹。

"口念木瓜医脚气，纸画钟馗驱鬼祟。一生若解和罗樾，日日吃酒日日醉。"（宋代释道枢《颂古》）木瓜温通，去湿舒筋，为治疗脚气水肿常用药，配伍吴茱萸、槟榔、紫苏叶等，可治疗感受风湿，脚气肿痛不可忍者，如鸡鸣散。

"达闲幽栖山，遣寻种药家。欲买双琼瑶，惭无一木瓜。"（唐代贾岛《投张太祝》）木瓜有消食作用，用于消化不良的治疗；还能生津止渴，可治疗津伤口渴。

贴梗海棠药用广

"昨夜雨疏风骤，浓睡不消残酒。试问卷帘人，却道海棠依旧。知否，知否？应是绿肥红瘦。"（李清照《如梦令》）贴梗海棠的花单生或簇生，单瓣，少重

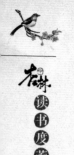

瓣，花朵鲜润丰腴，花色多样，有朱红、桃红、月白等颜色，还有些品种花色粉白相间，花瓣光洁剔透。因花柄甚短，贴近枝梗，故得名"贴梗海棠"。贴梗海棠的果实晒干之后表面皱缩，故又名"皱皮海棠"。除果实外，贴梗海棠的种子（木瓜核）、花（木瓜花）、根（木瓜根）、枝、叶（木瓜枝）、树皮（木瓜皮）也可入药。

"簇簇红葩间绿荄，阳和闲暇不须催。天教尔艳呈奇绝，不与天桃次第开。"（宋代王令《木瓜花》）3～4月间采木瓜花晒干，研末外用，可治疗面黑粉滓。木瓜核又名木瓜子，性味酸、苦、温，归心、大肠经，具有祛湿舒筋的功效，可治疗霍乱烦躁气急。木瓜根性味酸、涩、温，无毒，归肝、脾经，具有祛湿舒筋的功效，用于霍乱、脚气、风湿痹痛、肢体麻木的治疗。木瓜枝性味酸、涩、温，无毒，归肝、胃经，具有祛湿舒筋的功效，用于霍乱大吐下、腹痛转筋、小儿热痢的治疗。木瓜皮性味酸、涩、温，无毒，具有祛湿舒筋的功效，用于霍乱转筋、脚气的治疗。

木瓜海棠是木桃

"投我以木桃，报之以琼瑶。匪报也，永以为好也！"(《诗经·卫风·木瓜》)据学者考证，《木瓜》一诗中男女青年互相传情的信物木桃，就是木瓜海棠的果实。木瓜海棠的果实大，呈长椭圆形，初为青色，成熟后呈暗黄色，表皮光滑，木质化，有浓郁的芳香。木瓜海棠又名毛叶木瓜、狭叶木瓜，花2~3朵簇生叶腋，呈淡红色，也有呈深红色或白色或红白相杂的。

木瓜海棠以果实入药，名为榠楂，又名和圆子、楂、西南木瓜、木挑、狭叶木瓜、木瓜海棠，性味酸、涩、平，归脾、胃、大肠经，具有和胃化湿、舒筋活络的功效，用于呕吐腹泻、腰膝酸痛、脚气肿痛、腓肠肌痉挛的治疗。在西南、西北地区，也有将木瓜海棠的果实作为木瓜使用的。

西府入药名海红

"东风袅袅泛崇光，香雾空蒙月转廊。只恐夜深花睡去，故烧高烛照红妆。"（苏轼《海棠》）西府海棠因生长于西府（今陕西省宝鸡市）而得名，又名小果海棠。西府海棠树态峭立，树枝分叉非常窄，树势收拢向上，似亭亭少女。花粉红色，4～7朵成簇朵朵向上，重瓣，花型较大。一般的海棠花无香味，只有西府海棠既香且艳，可以闻到淡淡犹如月季花似的清香。

西府海棠以果实入药，名为海红，又名赤棠、海棠、海棠梨、棠蒸梨，性味酸、甘、平，无毒，具有涩肠止痢的功效，用于泄泻、痢疾的治疗。

垂丝入药需用花

"垂丝别得一风光，谁道全输蜀海棠。风搅玉皇红世界，日烘青帝紫衣裳。嬾无气力仍春醉，睡起精神欲晓妆。举似老夫新句子，看渠桃杏敢承当。"（宋代杨万里《垂丝海棠盛开》）垂丝海棠花4～7朵聚生一簇，花瓣5瓣以上，多为半重瓣，也有单瓣花，花色如胭脂而稍带粉白，花梗长而下垂，花丝向下，故得名"垂丝海棠"。垂丝海棠柔蔓迎风，垂英兔兔，如秀发遮面的淑女，脉脉深情，风姿怜人。

垂丝海棠以花入药，味淡苦，性平，无毒，具有调经和血的功效，用于血崩的治疗。

"胭脂为脸玉为肌，未趁春风二月期。曾比温泉妃子睡，不吟西蜀杜陵诗。桃羞艳冶愁回首，柳妒妖娆只皱眉。燕子欲归寒食近，黄昏庭院雨丝丝。"（宋代朱淑真《海棠》）阳春时节，姹紫嫣红，百花竞放，海棠花一枝独秀，艳压群芳，引得古今诗人驻足观望。海棠广泛而优良的药用功效，更是引人入胜，值得吟赏。

04 | 杏坛杏林杏花天，宜观宜食宜药煎

桃李春风已晚。

飘零翠径红千点。

想未识、莺莺燕燕。

花阴外、故宫梦远。

只隔粉墙相见。

小怜鬖湿燕脂染。

露红玉、娇生靓艳。

玉坛消息春寒浅。

　　这首《杏花天》为宋代词人高观国的作品，描写春日杏花盛开的美丽景色。词牌《杏花天》因此而来，调名本意即咏仲春杏花开放的时节。

杏坛杏林意义深

　　杏坛是纪念孔子办学设教而建造的纪念物，是孔子教育光辉的象征。据《庄子》记载："孔子游于缁帷之林，休坐乎杏坛之上。弟子读书，孔子弦歌鼓琴。"北宋仁宗天圣二年（1024 年），孔子 45 代孙孔道辅监修孔庙时，在正殿旧址修建杏坛，从此杏坛成为教育圣地的代名词。现在曲阜孔庙大成殿前有杏坛亭，黄瓦朱栏，四周遍植杏树，每到春和景明，杏花盛开，灿然如火。孔子后裔 60 代衍圣公《题杏坛》诗云："鲁城遗迹已成空，点瑟回琴想象中。独有杏坛春意早，年年花发旧时红。"明代李杰《庙陵诗》诗曰："文庙地灵松柏古，讲坛春暖杏花香。"

　　董奉，字君异，和华佗、张仲景并称为"建安三神医"。据葛洪《神仙传》记载："奉居山不种田，日为人治病，亦不取钱。重病愈者，使栽杏五株，轻者一株。如此数年，计得十万余株，郁然成林。"后来，人们用"杏林"来象征中医学界，用"杏林春暖""誉满杏林"

来称颂医生的高尚品质和精良医术。王维《送张舍人佐江州同薛璩十韵》诗曰："董奉杏成林，陶潜菊盈把。"将董奉和陶渊明并举，表达了对他们的崇敬之情。由于董奉也被后世尊称为"杏坛丈人"，所以古代诗词中也常用"杏坛"来象征中医药学界或道家修炼之所，如杜甫《故著作郎贬台州司户荣阳郑公虔》诗曰"空闻紫芝歌，不见杏坛丈"。

杏花杏子景色新

"桃李芳菲，梨花笑，怎比我枝头春意闹。芍药艳娜，李花俏，怎比我雨润红姿娇。"（86版《西游记》之《何必西天万里遥》歌词）杏花又红又白，胭脂万点，花繁姿娇，占尽春风，是自由烂漫和春意盎然的象征，古诗词中常用杏花来象征春的气息。如宋代王安石《北陂杏花》诗："一陂春水绕花身，身影妖娆各占春。纵被春风吹作雪，绝胜南陌碾成尘。"宋祁《玉楼春》词："绿杨烟外晓寒轻，红杏枝头春意闹。"

青杏颜色青绿，圆润可爱，与红花相伴，别有一番风韵，如苏轼《蝶恋花》词"花褪残红青杏小，燕子飞时，绿水人家绕"，陆游《春晚园中作》诗"杏子青青梅子酸，山园转眼又春残"。

成熟的杏子色泽鲜艳，散发出诱人的清香，是诗词中点缀田园美景的不可或缺之物。范成大《四时田园杂兴》诗："梅子金黄杏子肥，麦花雪白菜花稀。"苏轼《蝶恋花》词："杏子梢头香蕾破，淡红褪白胭脂浣。"

杏仁降浊发散辛

"明朝寒食风日晴，可闲欲同湖上行。先拾玉壶园上翠，却听瑶石山头莺。茶铛烦为试新火，杏酪不须和冷饧。君若肯将花径扫，日高相与到柴扃。"（明代张舆《约可闲老人访王药圃》）诗中的杏酪又名杏仁茶，是一种传统中国美食，系用杏仁、米粉、冰糖等制成，不但美味可口，还有治疗风寒咳嗽的功效。在《红楼梦》中，贾母和众人在元宵节赏玩到深夜，不用凤姐儿推荐的鸭子肉粥、枣儿粳米粥，单单选用杏仁茶食用，看中的正是其食药两用的功效。

杏仁有苦杏仁和甜杏仁之分。甜杏仁又名南杏仁，是可食用干果，也可入药，性味甘、平，归肺、大肠经，具有润肺止咳、润肠通便的功效，用于虚劳咳嗽、肠燥便秘的治疗。

"山边种树绕林垌，几处曾看此独名。花近药栏春雨霁，阴浮苔径午风清。岩前虎卧云长满，树底人来鸟不惊。遗迹尚存仙路杏，只应怀古独含情。"（宋代李时勉《杏林》）苦杏仁主产于山西、河北、内蒙古、辽宁，又名杏仁、杏核仁、杏子、木落子、杏梅仁等，其营养价值和甜杏仁相似，只是味道稍苦，主要用来入药。苦杏仁是常用的止咳平喘类中药，性味苦、温，有小毒，归肺、大肠经，具有祛痰止咳、平喘、润肠、下气开痹的功效。《本草求真》载："杏仁，既有发散风寒之能，复有下气除喘之力，缘辛则散邪，苦则下气，润则通秘，温则宣滞行痰。杏仁气味俱备，故凡肺经感受风寒，而见喘嗽咳逆、胸满便秘、烦热头痛，与夫蛊毒、疮疡、狗毒、面毒、锡毒、金疮，无不可以调治。"

"梅仙炼丹处，山杏栽无数。卖药到人间，衣裳带红雾。花开不知岁，子落还成树。我欲与之言，飘然骑虎去。"（明代施敬《题梅得芳杏林图》）苦杏仁具有苦降之性，长于降泄上逆之肺气，又兼宣发壅闭之肺气，以降为主，降中兼宣，为治疗咳喘要药。凡咳嗽喘满，无论新久、寒热，皆可配伍用之。

"碧碗分来杏酪香，风前浇我渴诗肠。野人今度相辞汝，立马题诗又夕阳。"（明代殷奎《二月七日省牲诸陵沿道杂赋》）苦杏仁质润，能润肠通便，与柏子仁、郁李仁、桃仁等同用，可治疗津枯肠燥便秘，如五仁丸；与当归、生地黄、桃仁等同用，可治疗血虚便秘，如润肠丸。

"花洞晚阴阴，仙坛隔杏林。漱泉春谷冷，捣药夜窗深。石上开仙酌，松间对玉琴。戴家溪北住，雪后去相寻。"（唐代李端《云阳观寄袁稠》）苦杏仁有宣发疏通肺气之功，配伍白蔻仁、薏苡仁等药，共奏宣上、畅中、渗下之效，可治疗湿温初起及暑温夹湿之湿重于热者，如三仁汤。苦杏仁味苦有小毒，有治疮杀虫之效，研末外用，可治疗蛲虫病；配伍枯矾研末外用，可治疗外阴瘙痒。

杏仁有小毒，不宜过量服用；阴虚咳嗽及大便溏泄者忌服；婴儿慎服。

杏树入药别有春

除杏仁外，杏树的叶（杏叶）、花（杏花）、果实（杏果）、枝条（杏枝）、树皮（杏树皮）、树根（杏树根）也均可入药。

杏叶性味辛、苦、微凉，归肝、脾经，具有祛风利湿、明目的功效，用于水肿、皮肤瘙痒、目疾多泪、痈疮瘰疬的治疗。

杏花性味苦、温，无毒，归脾、肾经，具有活血补虚的功效，用于妇女不孕、肢体痹痛、手足逆冷的治疗。

杏果性味酸、甘、温，有小毒，归肺、心经，具有润肺定喘、生津止渴的功效，用于肺燥咳嗽、津伤口渴的治疗。

杏枝性味辛、平，归肝经，具有活血散瘀的功效，用于跌打损伤、瘀血阻络的治疗。

杏树皮性味甘、寒，归心、肺经，具有解毒的功效，用于苦杏仁中毒的治疗。

杏树根性味苦、温，归肝、肾经，具有解毒的功效，用于苦杏仁中毒的治疗。

"康王观里采芝田，董奉家边种杏坛。双鳬一舄行到处，应寻岩室养神丹。"（宋代苏颂《送滑道人游庐山》）杏林杏坛，文化大观；红杏花开，春意盎然；杏树入药，号为神丹；食药两宜，肺肠皆欢。

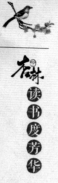

吉林撷芳

05 | 芍药花中相，赤白各自芳

人生百岁，七十稀少。

更除十年孩童小，又十年昏老。

都来五十载，一半被、睡魔分了。

那二十五载之中，宁无些个烦恼。

仔细思量，好追欢及早。

遇酒逢花堪笑傲，任玉山倾倒。

对景且沉醉，人生似、露垂芳草。

幸新来、有酒如渑，要结千秋歌笑。

　　这首《红芍药》是宋代词人王观的作品，抒发人生
苦短、及时行乐的思想。词牌《红芍药》因红色的芍药花
而得名。

芍药名称蕴诗意

芍药是芍药科芍药属植物，因风姿绰约、婀娜妩媚而得名。李时珍云："芍药，犹绰约也。绰约，美好貌。"芍药原名"绰约"，后写作"芍药"。芍药还因花大色艳、妩媚多姿被称为"余容"。宋代诗人杨万里将芍药称为"国姝"，他在《玉盘盂》诗中说"水精淡白非真色，珠璧空明得似无。欲比此花无可比，且云冰骨雪肌肤"。

"维士与女，伊其相谑，赠之以芍药"（《国风·郑风·溱洧》）古代男女相离别时，男子会赠送女子芍药以结恩情，故芍药又被称为"离草""可离""将离"，并因此成为中国的"爱情花"。宋代姜夔《扬州慢》词："二十四桥仍在，波心荡、冷月无声。念桥边红药，年年知为谁生。"

芍药是草本植物，枝柔而媚，花形不整、袅袅婷婷，宛如酒醉微醺、踉踉跄跄的妙龄女子，又被称为"无骨花"。元稹《红芍药》："受露色低迷，向人娇婀娜

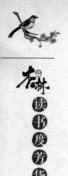
娜。酡颜醉后泣，小女妆成坐。"秦观《春日》："有情
芍药含春泪，无力蔷薇卧晓枝。"

赤芍白芍耀眼迷

芍药可能是栽培历史最为古老的一种花卉。屈原
《离骚》曰："畦留夷与揭车兮，杂杜衡与芳芷。"有学
者认为其中的"留夷"就是芍药。但早期种植芍药多是
为了观赏，入药多用野生品种。

芍药的药用历史悠久。长沙马王堆汉墓出土的
《五十二病方》中有芍药治疗疽的记载；甘肃武威汉代
医简"治伏梁裹脓在肠胃之外方"也用到了芍药。《神
农本草经》将芍药列为中品，据统计《伤寒论》和《金
匮要略》用芍药的方剂占全部方剂的 1/5 以上，如桂枝
汤、葛根汤、芍药甘草汤等。

最早区分赤芍、白芍的是陶弘景，他说："今出白
山、蒋山、茅山最好，白而长大。余处亦有而多赤，赤
者小利。"成书于北宋初年的《开宝本草》载："此（芍
药）有两种，赤者利小便下气，白者止痛散血，其花亦

有红白二色。"

赤芍、白芍功效不同，但对于如何区分二者却长期争论不决、莫衷一是。一是根据花色来判别，元代医家王好古说"今见花赤者，为赤芍药；花白者，为白芍药"；二是根据野生还是人工栽培来判别，野生品为赤芍，栽培品则为白芍；三是根据采收、炮制不同来判别，如明末医家方以智说："赤、白，旧以花分；或以火酒浸根，一宿而辨之。今按山中种芍者，采根曝干即赤芍，刮其根皮而蒸干为白芍。"

赤芍泄散善清热

"丈人庭中开好花，更无凡木争春华。翠茎红蕊天力与，此恩不属黄钟家。"（唐代韩愈《芍药歌》）赤芍味苦、性微寒，归肝、脾经，具有清热凉血、活血祛瘀的功效。《用药法象》载："赤芍药破瘀血而疗腹痛，烦热亦解。仲景方中多用之者，以其能定寒热，利小便也。"

"今日阶前红芍药，几花欲老几花新。开时不解比色相，落后始知如幻身。空门此去几多地？欲把残花问上人。"（唐代白居易《感芍药花寄正一上人》）赤芍入肝经而清肝火，配伍荆芥、薄荷、黄芩等，可治疗肝经风热所致目赤肿痛、畏光多眵；配伍金银花、天花粉、乳香或配伍连翘、栀子、玄参等，可治疗热毒壅盛、痈肿疮疡，如仙方活命饮、连翘败毒散。

白芍收补善养血

"杂花狼藉占春余，芍药开时扫地无。两寺妆成宝璎珞，一枝争看玉盘盂。佳名会作新翻曲，绝品难逢旧画图。从此定知年谷熟，姑山亲见雪肌肤。"（苏轼《玉盘盂》）白芍是常用的补血类中药，味苦、酸，性微寒，归肝、脾经，具有养血和营、缓急止痛、敛阴平肝的功效。白芍配伍熟地黄、当归、川芎可治疗血虚面色萎黄、眩晕心悸、月经不调、行经腹痛、崩中漏下，如四物汤；配伍黄芩、黄柏、续断等，可治疗血虚有热、月经不调，如保阴煎；配伍阿胶、艾叶等，可治疗崩漏下血。

"扬州绝格已为稀，北土花翁载得归。白玉圆盘围一尺，满堆金缕淡黄衣。"（宋代郑獬《丝头黄芍药》）白芍酸敛肝阴、养血柔肝而止痛。配伍柴胡、当归等，可治疗血虚肝郁、胁肋疼痛，如逍遥散；配伍白术、防风、陈皮等，可治疗脾虚肝旺、腹痛泄泻，如痛泻要方；配伍木香、黄连等，可治疗痢疾腹痛，如芍药汤；配伍甘草，可治疗阴血亏虚、筋脉失养所致的手足挛急作痛，如芍药甘草汤。

"玉仙从何来，服佩淡如莹。迎飚薰自远，承露色弥正。"（宋代黎廷瑞《东轩白芍药盛开》）白芍养血敛阴、平抑肝阳，为治肝阳上亢之常用药，常配伍牛膝、代赭石、龙骨等，如镇肝息风汤、建瓴汤。

赤芍、白芍皆可治疗疼痛，赤芍长于活血祛瘀止痛，主治血滞诸痛证，尤其适用于血热瘀滞之疼痛；白芍长于养血柔肝、缓急止痛，主治肝阴不足、血虚肝旺、肝气不舒所致的胁肋疼痛、脘腹及四肢拘挛作痛。

06 | 春蚕到死丝方尽，
良药犹存济世心

深院静，小庭空，
断续寒砧断续风。
无奈夜长人不寐，
数声和月到帘栊。

这首《捣练子》是李煜的作品，通过秋夜捣练声给
一个失眠者带来的感受，含蓄地表达了一种难言的心绪。
练是一种白丝熟绢，须用木杵在砧石上捶击而成。词牌
《捣练子》以咏捣练而得名，为古代妇女捣练时所唱歌
曲。中国自古以农桑立国，蚕桑文化占据了中华农耕文明
的半壁江山，养蚕纺织自然也是古代诗词中的常见意象。

诗中桑蚕透药香

"蚕月条桑，取彼斧斨，以伐远扬，猗彼女桑。"（《诗经·豳风·七月》）在《诗经》的引领下，养蚕纺织是古代诗词反映社会民生的重要题材。有的作家通过养蚕看到了田园风光之美，如唐代王建《雨过山村》"雨里鸡鸣一两家，竹溪村路板桥斜。妇姑相唤浴蚕去，闲看中庭栀子花"；有的作家则通过养蚕看到了社会的不公，如宋代张俞《蚕妇》"昨日入城市，归来泪满巾。遍身罗绮者，不是养蚕人"；有的作家通过春蚕抒发自己的绵绵情思，如宋代无名氏《九张机》"七张机，春蚕吐尽一生丝。莫教容易裁罗绮，无端剪破，仙鸾彩凤，分作两般衣"；有的作家则通过春蚕参悟人生道理，如宋代卢梅坡《蚕》"春蚕运巧起经纶，底事周防反杀身。鼎镬如归缘报主，羞他肥禄避危人"。

春蚕吐丝，纺织成丝绸，在人类经济文化生活上占有重要地位。不为常人所知的是，蚕还是重要的药材资源。蚕的一生要经过卵、幼虫、蛹和成虫四个阶段，这四个阶段的蚕均可入药，并且每个阶段产生的附属物也可入药。家蚕的幼虫感染白僵菌而僵死的全虫（白僵蚕）、幼虫的蜕皮（蚕蜕）、幼虫的干燥粪便（蚕沙）、蛹（蚕蛹）、蚕蛹经白僵菌发酵的制成品（僵蛹）、家蚕蛾雄虫的全体（原蚕蛾）、卵子（原蚕子）、卵子孵化后的卵壳（蚕退纸）、茧壳（蚕茧）均是良好的药材，具有广泛的药用价值。

息风止痉有僵蚕

"今年在舍反寂寞，暗室困卧如僵蚕。"（明代高启《中秋玩月张校理宅得南字》）蚕宝宝感染白僵菌而死亡，虽不能再吐丝成茧，却变成了一味息风止痉常用中药——白僵蚕。陶弘景说："人家养蚕时，有合箔皆僵者，即暴燥，都不坏。今见小白色，似有盐度者为好。"白僵蚕又名僵蚕、天虫、僵虫、白僵虫，性味辛、咸、平，归肝、肺、胃经，具有祛风止痉、化痰散结、解毒利咽的功效，用于惊痫抽搐、中风口眼㖞斜、偏正头痛、咽喉肿痛、瘰疬、痄腮、风疹、疮毒的治疗。《神农本草经》将白僵蚕列为中品，《本草汇言》载"白僵蚕，祛风痰、散风寒、解疮肿之药也。善治一切风痰相火之疾"。

"物亦有仁者，蚕功不可量。将身甘鼎镬，与世作衣裳。"（宋代戴表元《咏蚕》）白僵蚕既能息风止痉，又能化痰定惊，是治疗惊风、癫痫夹有痰热的常用药。白僵蚕配伍牛黄、全蝎、胆南星等，可治疗小儿痰热急惊风；配伍人参、白术、天麻等，可治疗小儿脾虚久泻、慢惊抽搐；配伍全蝎、蜈蚣、钩藤等，可治疗破伤风痉挛抽搐、角弓反张。

"西蜀风烟天一方，蚕丛古庙枕斜阳。茫然开国人天主，彷佛鸿荒盘古王。"（宋代汪元量《蚕丛祠》）白僵蚕有祛外风、化痰、通络之效，是治疗风热目疾、咽喉肿痛的常用药。白僵蚕配伍桑叶、木贼、荆芥等，可治疗肝经风热之头痛、目赤肿痛、迎风流泪；配伍薄荷、桔梗、甘草等，可治疗风热上攻之咽喉肿痛、声音嘶哑；配伍蝉蜕、薄荷、防风等，可治疗风疹瘙痒。白僵蚕有祛风、化痰、通络之效，是治疗中风的常用药，配伍全蝎、白附子等，可治疗风中经络之口眼㖞斜、面肌抽动，如牵正散。

"春蚕不应老，昼夜常怀丝。何惜微躯尽，缠绵自有时。"（南朝乐府西曲歌《作蚕丝》）白僵蚕有化痰、软坚、散结之功，是治疗瘰疬的常用药。白僵蚕配伍浙贝母、夏枯草、连翘等，可治疗瘰疬；配伍金银花、板蓝根、蒲公英等，可治疗发颐（类似于化脓性腮腺炎）、痄腮、乳痈。

祛风除湿用蚕沙

"莎草墙垣沾燕屎，棘针篱落聚蚕沙。预知半夏当归去，栀子开时应到家。"（宋代高公泗《港口野步怀归》）蚕沙是蚕宝宝的干燥粪便，看似最为无用的东西，却是一味祛风寒湿的良药。蚕沙又名原蚕屎、晚蚕沙、原蚕沙、马鸣肝、晚蚕矢、二蚕沙、蚕屎，性味甘、辛、温，归肝、脾、胃经，具有祛风除湿、和胃化浊、活血通经的功效，用于风湿痹痛、肢体不遂、风疹瘙痒、吐泻转筋、闭经、崩漏的治疗。《本草纲目》载："（蚕沙）治消渴，癥结及妇人血崩，头风，风赤眼，祛风除湿。""蚕性燥，燥能胜风去湿，故蚕沙主疗风湿之病，有人病风痹用此熨法得效。"《本草求原》载："原蚕沙，为风湿之专药，凡风湿瘫缓固宜，即血虚不能养经络者，亦宜加入滋补药中。"

"东家西家罢来往，晴日深窗风雨响。三眠蚕起食叶多，陌头桑树空枝柯。"（明代高启《养蚕词》）蚕沙既可祛风，又善除湿舒筋，并且作用缓和，可用于各种痹证的治疗。《千金方》载，将蚕沙蒸热，温熨患处，可以治疗风湿痹痛、肢体不遂；蚕沙配伍羌活、独活、威灵仙等，可治风湿寒痹；配伍防己、薏苡仁、栀子等，可治疗风湿热痹、肢节烦疼，如宣痹汤。

"林间叶半空，腹中丝欲生。已老意更急，食如风雨声。"（宋代李复《登蚕》）蚕沙入脾胃，能和胃化湿，可治疗吐泻转筋，配伍木瓜、吴茱萸、薏苡仁等，可治疗暑湿中阻而致的腹痛吐泻转筋，如蚕矢汤。

"白苎新袍入嫩凉，春蚕食叶响回廊。禹门已准桃花浪，月殿先收桂子香。"（辛弃疾《鹧鸪天》）蚕沙善祛风湿，止痒，单用煎汤外洗，或与白鲜皮、地肤子、蝉蜕等同用，可治疗风疹、湿疹瘙痒。

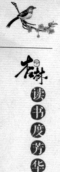

蚕药入诗疗病疴

原蚕子　"柳暖柔可结，川晴流放光。系柳浴晴川，簇簇古渡傍。春阳涵余润，斓斑色青苍。衣被天壤周，卵化初微芒。"（宋代李复《浴蚕》）浴蚕是古代的一种养蚕育种方法。据《周礼》"禁原蚕"注引《蚕书》载："蚕为龙精，月值大火（二月）则浴其种。"蚕的种子是蚕蛾产的卵，入药名为原蚕子，又名蚕子、蚕种。原蚕子性味咸、温，归肝、肾经，具有祛风、清热、止痉的功效，用于风热牙痛、破伤风、热淋、难产的治疗。

蚕退纸　"春气熏陶蚕动纸，采桑女儿哄如市。昼饲夜喂时分盘，扃门谢客谨俗忌。"（宋代赵汝鐩《耕织叹》）经过浴蚕，蚕从蚕卵中孵化出来，蚕卵孵化后的卵壳却并非无用之物，而是一味良药，名为蚕退纸。蚕退纸又名蚕子故纸、蚕纸、蚕布纸、蚕蜕纸、蚕连、蚕连纸、蚕沙纸，性味甘、平，归肝、心经，具有止血、止痢、解毒消肿的功效，用于吐血、衄血、崩漏、肠痔下血、赤白痢疾、咽喉肿痹、牙疳、口疮、聤耳、疮疽、疔肿的治疗。

蚕蜕 "养口资身赖以桑，终成王道泽流长。吐丝不美蜘蛛巧，饲叶频催织女忙。三起三眠时化运，一生一死命天常。待看献茧盆缫后，先与吾皇织衮裳。"（宋代谢枋得《蚕》）蚕宝宝以桑叶为生，吃一段桑叶后就开始"睡眠"，一天后，醒来的小蚕已经蜕去旧皮，换上了新装。蚕宝宝蜕去的旧皮也可入药，名为蚕蜕，又名蚕退、马鸣退、佛退、蚕蜕皮、马明退、蚕退皮、蚕衣。蚕蜕性味甘、平，归心、肝经，具有祛风止血、退翳明目的功效，用于崩漏、带下、痢疾、肠风便血、吐血衄血、牙疳、口疮、喉风、目翳的治疗。

蚕茧 "老蚕欲作茧，吐丝净娟娟。周密已变化，去取随人便。有为机中练，有为琴上弦。弦以和音律，练以事寒暄。其功不为小，其用岂为偏？作诗寄蚕姑，辛苦匪徒然。"（元代王冕《蚕作茧》）蚕宝宝经过四次蜕皮，就会出现老熟的特征，变成熟蚕，上蔟吐丝结茧。蚕茧不但是缫丝的主要原料，而且是一味药材。蚕茧又名蚕衣、茧黄、绵蚕、蚕茧壳，性味甘、温，归脾经，具有止血、止渴、解毒疗疮的功效，用于肠风便血、淋痛尿血、妇女血崩、消渴引饮、反胃吐食、痈疽脓成不溃、痔疮的治疗。

蚕蛹　"开箔团团雪满床，桃浆洒尽煮兰汤。微躯分合葬君腹，报答君家三亩桑。"（宋代葛立方《和卢叔才食蛹》）蚕吐丝结茧，将自己包绕其中，经过 4 天左右，就变成了蚕蛹。蚕蛹不但是可口的美味，也是一味良药。蚕蛹又名小蜂儿，性味甘、咸、平，归脾、胃经，具有杀虫疗疳、生津止渴的功效，用于肺痨、小儿疳积、发热、蛔虫病、消渴的治疗。

僵蛹　"大茧至八蚕，小茧止独蛹。茧衣绕指柔，收拾拟何用。"（宋代楼璹《择茧》）僵蛹是蚕蛹经白僵菌发酵的制成品，性味咸、辛、平，归肝、肺、胃经，具有清热镇惊、化痰止咳、消肿散结的功效，用于高热惊风、痉挛抽搐、癫痫、急性喉炎、流行性腮腺炎、急慢性支气管炎、荨麻疹、高脂血症的治疗。

原蚕蛾　"燕巢子出雕梁暖，蚕茧蛾生翠箔空。闲却香车无采处，欲随蓑笠看田翁。"（宋代王镃《初夏》）蚕蛹经过 12 ~ 15 天，蛹体开始变软，变成蚕蛾。雌蛾体大，爬动慢；雄蛾体小，爬动较快。雌雄蛾交尾后，雄蛾就会死去，雌蛾产下受精卵后也会慢慢死去。夏季取雄性蚕蛾，以沸水烫死，晒干，即为中药原蚕蛾。原蚕蛾又名蚕蛾、晚蚕蛾、魏蚕蛾、天蛾，性味咸、温，归肝、肾经，具有补肾壮阳、涩精、止血、解毒消肿的功效，用于阳痿遗精、白浊、血淋、金疮出血、咽喉肿痛、口舌生疮、痈疮肿毒、冻疮、蛇伤的治疗。

"相见时难别亦难，东风无力百花残。春蚕到死丝方尽，蜡炬成灰泪始干。"（唐代李商隐《无题》）当春风吹绿陌上桑树的时候，憨态可掬的蚕宝宝也开始茁壮成长。蚕的生命周期虽然只有50余日，但它辛勤吐丝、以身成药，济世救民，寄托了诗人的无限遐思。

森阅
读书度芳华

吉林撷芳

07 │ 亦诗亦药话丁香

烟湿高花，雨藏低叶，

为谁翠消红陨。叹水流波迅。

抚艳景、尚有轻阴余润。

乳莺啼处路，思归意、泪眼暗忍。

青青榆荚满地，纵买闲愁难尽。

勾引。正记着年时，乍怯春寒阵阵。

小阁幽窗，残妆剩粉，黛眉曾晕。

迢递魂梦万里，恨断柔肠寸。

知何时重见，空为相思瘦损。

这首《丁香结》是宋代词人方千里的作品，描写暮春时节的相思之愁。古人用丁香结（丁香的花蕾）比喻人的愁心，常用来表示愁思，古诗中多有描写者，词牌《丁香结》因此而来，调名本意即以丁香结比喻郁结不解的春愁。

诗中丁香寄幽怨

丁香是美丽、高洁、淡雅、忧愁的象征，也是古代诗词中的常见意象，丁香结更是忧愁、幽怨的代名词。如唐代李商隐《代赠》："楼上黄昏欲望休，玉梯横绝月如钩。芭蕉不展丁香结，同向春风各自愁。"

此外，以幽怨为基本感情基调，诗词中的丁香还有以下几种意象。一是象征淡雅清幽的高尚人格，如杜甫《丁香》"丁香体柔弱，乱结枝犹垫。细叶带浮毛，疏花披素艳。深栽小斋后，庶近幽人占。晚堕兰麝中，休怀粉身念"。二是象征忠贞的爱情，如明代许邦才《丁香花》"苏小西陵踏月回，香车白马引郎来。当年剩绾同心结，此日春风为剪开"。三是象征美丽的女子，如清代查礼《紫丁香花歌》"高枝似袅紫玉烟，低影还如紫玉舞。柔肌仙骨不胜扶，细眼明眸凝欲语。蒙茸乱蕊笑紫荆，更比紫薇难举重。羡君深院金屋同，贮此娉婷十三女"。四是抒发人生感慨，如五代李璟《摊破浣溪沙》"青鸟不传云外信，丁香空结雨中愁。回首绿波三楚暮，接天流"。

药中丁香能祛寒

中药丁香是桃金娘科丁子香属植物丁香的花蕾，又名丁子香、支解香、雄丁香、公丁香等，是常用的温里类中药。丁香的干燥花蕾略呈短棒状，下部为圆柱状略扁的萼管，上部近圆球形，红棕色至暗棕色，形如铁钉，气味芳香浓烈，故而得名丁香。

"落木萧萧，琉璃叶下琼葩吐。素香柔树，雅称幽人趣。无意争先，梅蕊休相妒。含春雨。结愁千绪，似忆江南主。"（宋代王十朋《点绛唇·素香丁香》）丁香性味辛、温，归脾、胃、肾经，具有温中降逆、散寒止痛、温肾助阳的功效，用于胃寒呃逆、呕吐、反胃、泻痢、心腹冷痛、疝癖、疝气、癣证、肾虚阳痿、宫寒等的治疗。《医林纂要》载其有"补肝、润命门，暖胃、去中寒，泻肺、散风湿"之功。《本草求真》载："丁香，辛温纯阳，细嚼力直下达，故书载能泄肺、温胃、暖肾。"《药论》载:"(丁香)攻胃口之寒痰而呕吐除;祛心下之冷痛而呃逆宁。噎膈翻胃,赖为却剂;奔豚疝气,藉兹引经。"

"江上悠悠人不问,十年云外醉中身。殷勤解却丁香结,纵放繁枝散诞春。"(唐代陆龟蒙《丁香》)丁香辛温芳香,暖脾胃而行气滞,尤善降逆,有温中散寒、降逆止呕、止呃之功,为治疗胃寒呕吐呃逆之要药。丁香配伍柿蒂、人参、生姜等,可治疗虚寒呕逆,如丁香柿蒂汤;配伍白术、砂仁等,可治疗脾胃虚寒之吐泻、食少,如丁香散;配伍藿香,可治疗妊娠恶阻。

"来自丁香国,还应世所稀。丛生盛枝叶,乱结胃中衣。冷艳琼为色,低枝翠作围。蔓连疑锁骨,时见玉尘飞。"(宋代洪遵《丁香》)丁香辛散温通,能温中散寒止痛,可用治疗心腹冷痛。丁香配伍附子、薤白、川芎等,可治疗胸痹心冷痛;配伍干姜、高良姜、延胡索等,可治疗胃寒脘腹冷痛。

"萱草花空发,丁香子又生。浮云无处所,孤月不须明。"(明代刘基《漫成》)丁香性味辛温,入肾经,有温肾助阳起痿之功,配伍附子、肉桂、淫羊藿等,可治疗肾虚阳痿、宫冷不孕。

"题花曾蘸花心露，当初误结丁香树。"（宋代刘之才《菩萨蛮》）丁香花蕾的蒸馏液为丁香露，其所含挥发油可制作成丁香油，二者皆有药用功效。丁香露性味微辛、微温，归脾、胃、肾经，具有温中散寒、理气止痛的功效，隔水炖温饮，可治疗寒澼胃痛。丁香油性味辛、甘、热，归脾、胃、肾经，具有暖胃、降逆、温肾的功效，可用于胃寒胀痛、呃逆、吐泻、痹痛、疝痛、口臭、牙痛等的治疗。

口含鸡香气如兰

"口厌含香握厌兰，紫微青琐举头看。忽惊鬓后苍浪发，未得心中本分官。"（唐代白居易《酬严十八郎中见示》）诗中"含香"指的是口含鸡舌香的意思，典出东汉应劭《汉官仪》"尚书郎含鸡舌香伏奏事，黄门郎对揖跪受，故称尚书郎怀香握兰，趋走丹墀"。原来，古代由于缺乏科学的口腔保健知识和有效方法，口臭现象十分普遍。性味辛香的鸡舌香可以治疗因胃火上升或牙周炎引发的口臭，古代官员在皇帝面前奏事，嘴里都含嚼鸡舌香以避免口臭，并成为一项礼仪，这在沈括的《梦溪笔谈》中也有记载，即"三省故事郎官口含鸡舌香，欲奏其事，对答其气芬芳。此正谓丁香治口气，至今方书为然"。

鸡舌香是丁香的成熟果实，因为丁香的种仁呈倒卵形，由2片肥厚的子叶包合而成，子叶形如鸡舌，故名鸡舌香。鸡舌香又名母丁香、亭炅独生、雌丁香，性味辛、温，归脾、胃、肺、肾经，具有温中降逆、补肾助阳的功效，用于脾胃虚寒、呃逆呕吐、食少吐泻、心腹冷痛、肾虚阳痿的治疗。鸡舌香的性味归经、功效主治、用法用量等均与丁香相似，只是功力稍逊而已。

鸡舌香能治疗口臭，还有一个"刁存含香"的典故。东汉恒帝时，侍中刁存有口臭的疾病，于是恒帝赐给他一块鸡舌香，命他含在口中。鸡舌香味辛，有刺激性，刁存以为是皇帝赐给他的毒药，吓得赶快与家人诀别。同僚好友让刁存把口中"毒药"吐出来一看，才知道是治疗口臭的鸡舌香。

因鸡舌香能治疗口臭，故成为古代官员的"口香糖"，同含鸡舌香也成为同朝为官的代名词，如刘禹锡《朗州窦员外见示与澧州元郎中郡斋赠答长句二篇因以继和》诗"新恩共理犬牙地，昨日同含鸡舌香"。曹操曾经给诸葛亮写信说："今奉鸡舌香五斤，以表微意。"其实也是希望与诸葛亮同朝为官，婉转地表达让诸葛亮归附自己的意思。宋代诗人刘学箕诗曰："丁香核小味甘洁，何似钗头十八娘。天生美实限南北，长安路远价愈强。"曹操送给诸葛亮的五斤鸡舌香，在古代其实是非常贵重的。

丁香树上药几番

"得地移根远，交柯绕指柔。露香浓结桂，池影斗蟠虬。黛叶轻筠绿，金花笑菊秋。何如南海外，雨露隔炎洲。"（唐代钱起《赋得池上双丁香树》）除花蕾和果实外，丁香的树皮（丁香树皮）、树枝（丁香枝）、树根（丁香根）也可入药。

丁香树皮又名丁皮、丁香皮，性味辛、温，归脾、胃经，具有散寒理气、止痛止泻的功效，用于中寒脘腹痛胀、泄泻、齿痛的治疗。丁香枝性味辛、平，归脾、胃经，具有理气散寒、温中止泻的功效，用于脘腹胀满、恶心、泄泻虚滑、水谷不消的治疗。丁香根性味辛、平，有小毒，归肺经，具有散热解毒的功效，适量捣敷或煎汤洗，可治疗风热肿毒。

药中丁香有几多

或许是丁香太富有诗意，或许是中药丁香的药效过于优良，中药之中，还有几味特殊的"丁香"。

紫丁香 "花开不结实，徒冒丁香名。枝头缀紫粟，旖旎香非轻。乃知博物者，名以香而成。或者树相类，惜未南中行。"（明代吴宽《丁香》）诗中开花不结果实，冒用丁香之名的"丁香"，其实是木犀科丁香属植物紫丁香，又名华北紫丁香、紫丁白，在我国南北方均有分布。紫丁香也因花筒细长如钉且气味芳香得名"丁香"，其花序硕大、开花繁茂，花色淡雅，习性强健，容易成活，在园林中广泛栽培，是常见的观赏花木。紫丁香以叶及树皮入药，性味苦、寒，归胃、肝、胆经，具有清热利湿、解毒退黄的功效，用于急性泻痢、黄疸型肝炎、火眼、疮疡的治疗。

白丁香 "一窝两窝三四窝，五窝六窝七八窝。食尽皇王千盅粟，凤凰何少尔何多！"（清代李调元《麻雀诗》）中药白丁香是麻雀的粪便，又名雀苏、雄雀矢、青丹等，性味苦、温，归肝、肾经，具有消积、明目的功效，内服可治疗积聚、疝气，外用可治疗目翳、痈疽疮疖、扁桃体炎。

小丁香 "连呼紫云伴醉，小丁香、才吐微红。还解语，待携归、行雨梦中。"（宋代吴文英《声声慢》）小丁香又名瓜子金，是远志科远志属植物瓜子金的根及全草。小丁香性味苦、微辛、平，归肺、胃、心经，具有祛痰止咳、散瘀止血、宁心安神、解毒消肿的功效，用于咳嗽痰多、跌打损伤、风湿痹痛、吐血便血、心悸失眠、咽喉肿痛、痈肿疮疡、毒蛇咬伤的治疗。

"江上悠悠不见人，十年尘垢梦中身。殷勤为解丁香结，放出枝间自在春。"（宋代王安石《出定力院作》）王安石解开丁香结，胸中豁然开朗，看到了枝间自在春。合理使用丁香这味中药，也可以使疾病霍然而愈，生命之树常青。

风撼庭中萧萧竹，一枝一叶总关情

08

诗词中的竹及其药用价值

一夕春雷破新竹，看婀娜如束。

风诗未用歌淇澳，紫箫声断凤皇逐。

生意忽萧条，嗟偏处他族。

昔叩禅关分数个，刚裁并篱菊。

护持凡岁森寒玉，平安欲报讯难续。

争忍不怀恩，同故家乔木。

这首《撼庭竹》是清代汪东的作品，抒发因看到新竹苗壮成长而产生的感慨之意。唐代诗人刘禹锡《庭竹》诗有"露涤铅粉节，风摇青玉枝"句，词牌《撼庭竹》由此而来。

诗中翠竹千万竿

竹、梅、兰、菊并称"四君子"，竹、梅、松并称"岁寒三友"。苏轼爱竹，赋诗曰"可使食无肉，不可居无竹。无肉令人瘦，无竹令人俗。人瘦尚可肥，士俗不可医"。有人将竹比喻为玉，如白居易《秋霖即事联句》"竹沾青玉润，荷滴白珠圆"。有人则将竹和龙、凤相提并论，如董天吉《竹》"近日孙枝殊圣长，风天雨夜学龙吟"。

后世诗人将竹的品格进一步细化：一是用竹比喻高风亮节，如朱淑真《咏直竹》"劲直忠臣节，孤高烈女心。四时同一色，霜雪不能侵"。二是用竹比喻谦虚的品格，如叶剑英元帅《题竹》"彩笔凌云画溢思，虚心劲节是吾师。人生贵有胸中竹，经得艰难考验时"。三是用竹比喻坚韧不拔的毅力，如郑板桥《竹石》"咬定青山不放松，立根原在破岩中。千磨万击还坚劲，任尔东西南北风"。四是用竹比喻凌云壮志，如张正见《赋得阶前嫩竹》"翠云梢云自结丛，轻花嫩笋欲凌空。砌曲横枝屡解箨，阶来疏叶强来风。欲知抱节成龙处，当于山路葛陂中"。五是用竹表现闲适隐逸的君子之风，如杜牧《题刘秀才新竹》"数茎幽玉色，晓夕翠烟分。声破寒窗梦，根穿绿藓纹"。六是用竹抒发自己忧愤的家国情怀，如孟郊《闲怨》"妾恨比斑竹，下盘烦冤根。有笋未出土，中已含泪痕"。

竹是诗人托物言志的对象，也具有广泛的实用价值，可以制成各种生产生活用具。笋是人间美味，竹茹、竹沥、天竺黄、竹叶等则是常用的中药材。

竹茹清心除痰热

"英威肃如在，文物杳成空。竹皮聚寒径，枌社落霜丛。"（唐代李百药《谒汉高庙》）竹茹为竹的茎秆去外皮刮出的中间层，味甘，性微寒，归肺、心、脾、胃、胆经，具有清热化痰、除烦止呕、安胎凉血的功效，用于肺热咳嗽、烦热惊悸、胃热呕呃、妊娠恶阻、胎动不安、吐血、衄血、尿血、崩漏的治疗。《本经逢原》载："竹茹专清胃府之热，为虚烦烦渴、胃虚呕逆之要药；咳逆唾血，产后虚烦，无不宜之。"

"丛林富笋茹，平野绝虎豹。嗟哉此乐乡，毋乃姜子教。"（苏轼《留题峡州甘泉寺姜诗故居》）竹茹甘寒入血，能清热凉血、止血，可治疗血热吐血、衄血、尿血及崩漏等属血热妄行者。《世医得效方》单用竹茹治小便出血；《圣济总录》用竹茹与生地黄治鼻衄。

竹沥涤痰性滑寒

"凤尾森森半已舒，玳文滴沥画难如。虚心不贮相思恨，还作风流向绮疏。"（宋代方士繇《竹》）竹沥是竹茎经火烤后所流出的液汁，味甘、苦，性寒，归心、肝、肺经，具有清热降火、滑痰利窍、定惊的功效，用于中风痰迷、肺热痰壅、惊风、癫痫、热病痰多、壮热烦渴、子烦、破伤风的治疗。《本草衍义》载："竹沥行痰，通达上下百骸毛窍诸处，如痰在巅顶可降，痰在胸膈可开，痰在四肢可散，痰在脏腑经络可利，痰在皮里膜外可行。又如癫痫狂乱，风热发痉者可定；痰厥失音，人事昏迷者可省，为痰家之圣剂也。"《本草选》载："竹沥乃阴虚有大热者仙品，中年痰火，舍此必不能成功。"

天竺黄定惊性稍缓

"天竺黄卷在，人中白发侵。客至独扫榻，自然同此心。"（宋代黄庭坚《荆州即事药名诗》）天竺黄是竹节间贮积的伤流液干涸凝结而成的块状物，又名竹黄，味甘，性寒，归心、肝、胆经，具有清热化痰、清心定惊的功效，用于小儿惊风、癫痫、中风痰迷、热病神昏、痰热咳喘的治疗。《本草纲目》载：竹黄"气味功用与竹沥同，而无寒滑之害"。《本草经疏》载："天竺黄，气微寒而性亦稍缓，故为小儿家要药。入手少阴经，小儿惊风天吊，诸风热者，亦犹大人热极生风之候也。此药能除热养心，豁痰利窍，心家热清而惊自平，君主安而五脏咸得滋养，故诸证悉除也。"

竹茹、竹沥、天竺黄均来源于竹，性寒，均可清热化痰，治疗痰热咳喘。竹沥、天竺黄又可定惊，治疗火热或痰热所致的惊风、癫痫、中风昏迷、喉间痰鸣。竹茹长于清心除烦，多用于治疗痰热扰心的心烦失眠，并能清胃止呕，可治疗胃热呕逆；竹沥性寒滑利，清热涤痰力强，多用于治疗惊痫中风，肺热顽痰胶结难咯；天竺黄化痰之力较缓，但清心定惊之力较好，多用于治疗小儿惊风及热病神昏抽搐。

竹叶清火除渴烦

"竹叶影繁笼药圃，桃花香煖映芝田。吟余池畔聊敧枕，风雨萧萧吹白莲。"（宋代古成之《五仙观二首》）竹叶味甘、淡，性寒，归心、肺、胃、小肠经，具有清热除烦、生津利尿的功效，用于热病烦渴、小儿惊痫、咳逆吐衄、小便短赤、口糜舌疮的治疗。《本草经疏》载："竹叶辛寒，能解阳明之热结，则痰自消，气自下，而咳逆止矣。仲景治伤寒发热大渴，有竹叶石膏汤，无非假其辛寒散阳明之邪热也。"《药品化义》载："（竹叶）主治暑热消渴，胸中热痰，伤寒虚烦，咳逆喘促，皆用为良剂也。又取气清入肺，是以清气分之热，非竹叶不能。"

"清风掠地秋先到，赤日行天午不知。解箨时闻声簌簌，放梢初见叶离离。"（南宋陆游《咏东湖新竹》）淡竹等卷而未放的幼叶名为竹叶卷心，味苦、甘、淡，性寒，归心、肝经，具有清心除烦、利尿解毒的功效，用于热病烦渴、小便短赤、烧烫伤的治疗。与竹叶相比，竹叶卷心清心泻火作用更强。

"衙斋卧听萧萧竹，疑是民间疾苦声；些小吾曹州县吏，一枝一叶总关情。"（清代郑板桥《潍县署中画竹呈年伯包大丞括》）萧萧翠竹，体现出郑板桥勤政爱民、为民解忧的济世情怀；萧萧翠竹，一枝一叶都散发出浓郁的药香，全身上下都是济世救民的良药。

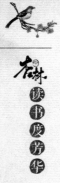

吉林撷芳

09 | 明眸善睐美肌肤，诗情画意一斛珠

目断西楼燕。

为说相思，

待君重见寻芳伴，

关山有限情无限，

自惜风流云雨散，

烛下花前，曾醉离歌宴。

小池轻浪纹如篆。

垂杨乱掩红楼半，

洛城春晚，

这首《一斛珠》是苏轼的作品，描写途经洛阳时对妻子王弗的相思之意。词牌《一斛珠》源于唐玄宗和梅妃的故事：医生江仲逊的女儿江采苹被选入宫，得唐玄宗宠幸，因其喜梅，被封为梅妃。杨玉环入宫后，梅妃宠爱日衰。一日，玄宗命封珍珠一斛密赐梅妃，妃不受，写诗回复玄宗曰"桂叶双眉久不描，残妆和泪污红绡。长

门尽日无梳洗，何必珍珠慰寂寥"。玄宗览诗，怅然不乐，令乐府配以新曲，名《一斛珠》。

珍珠文化多璀璨

珍珠以其高贵的身份、华丽的容颜、典雅的仪态、纯洁的品性满足着人类的爱美之心。人们也喜欢用"珠光宝气"形容富贵，用"贝阙珠宫"形容华丽房屋，用"翠绕珠围"形容华丽服饰，用"珠联璧合"形容美好事物的结合等。

以珍珠为主角的"合浦还珠"故事自古就是廉政教育的典型，据《后汉书·孟尝传》载，合浦郡盛产珍珠，闻名海外，当地老百姓以采珠为生，贪官污吏趁机盘剥，珠蚌产量越来越低，饿死不少人。东汉顺帝派孟尝当合浦太守，他清正廉明，革除弊端，不准滥捕，珠民的生计也得到改善。不到一年，合浦又盛产珍珠了。今天用科学的眼光看待"合浦还珠"事件，其实也是人类和自然环境和谐相处的典范。

历史上最为著名的珍珠当属与和氏璧齐名的"隋侯之珠"。据《搜神记》载，隋侯外出，路遇一条受伤的蛇，于是将其救活。一年后，隋侯出行，梦见一个少年，自称是当年被救的蛇，特意奉上宝贝，感谢救命之恩。隋侯醒后，发现身边有一颗璀璨的珍珠。后世用吐珠衔环比喻知恩图报，如杜甫《渼陂行》"此时骊龙亦吐珠，冯夷击鼓群龙趋"。

传说珍珠来自南海鲛人的眼泪，《博物志》载"南海外有鲛人，水居如鱼，不废绩织，其眼泣则能出珠"，后世常用这个典故比喻凄美的爱情悲剧，如李商隐《锦瑟》"沧海月明珠有泪，蓝田日暖玉生烟"，陆游《钗头凤》"春如旧，人空瘦，泪痕红浥鲛绡透"。

珍珠是古代常见的饰品。王公贵族用珍珠装饰冠冕衮服、首饰、车乘，或用以殉葬等，将其视为尊贵与地位的象征。对于普通百姓来说，珍珠饰品也是他们的至爱，如《陌上桑》描写罗敷"头上倭堕髻，耳中明月珠"。

除作为饰品外，珍珠还是常用的中药材，被广泛应用于防治疾病、美容养生等方面，无论是内服、外敷或食用，都有着悠久的历史。

珍珠镇惊把神安

"历览前贤国与家，成由勤俭破由奢。何须琥珀方为枕，岂得真珠始是车。"（唐代李商隐《咏史》）珍珠又名真珠、蚌珠、真珠子、药珠、珠子、濂珠，味甘、咸，性寒，归心、肝经，具有安神定惊、清肝明目、解毒生肌的功效。

"我栖罗浮四百峰，十年学道师老龙。忽睹扶桑上红日，真人飞出蕊珠宫。"（明代屈大均《张二丈画马送予出塞诗以酬之》）珍珠有安神定惊之效，主治心神不宁、心悸失眠，尤适用于心虚有热之心烦不眠、多梦健忘、心神不宁等证，单用或与酸枣仁、柏子仁、五味子等配伍，可治疗心悸失眠。

"沧海客归珠有泪，章台人去骨遗香。"（宋代宋祁《落花》）珍珠性寒质重，善清心、肝之热而定惊止痉。珍珠配伍牛黄、胆南星、天竺黄等可治疗小儿痰热之急惊风、高热神昏、痉挛抽搐；配伍朱砂、牛黄、黄连等可治疗小儿惊痫、惊惕不安、吐舌抽搐等。

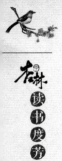
"古塔月高闻咒水，新坛日午见烧灯。一双童子浇红药，百八真珠贯彩绳。"（唐代贾岛《赠圆上人》）珍珠入肝经，善于清肝明目、明目退翳，可治疗多种眼疾。珍珠配伍青葙子、菊花、石决明等，可治疗肝经风热或肝火上攻之目赤涩痛、眼生翳膜；与琥珀、熊胆、麝香、黄连等配伍，研极细末后点眼，可治疗眼目翳障初起。

"美人卷珠帘，深坐颦蛾眉。但见泪痕湿，不知心恨谁。"（李白《怨情》）珍珠有养颜祛斑、润泽肌肤之功，多研极细粉末，配于护肤品中，治疗皮肤色素沉着、黄褐斑等。

贝蚌孕珠还育药

"灵龟曳尾防钻壳，老蚌潜光怕剖珠。史笔久无两龚传，画家曾有二疏图。"（宋代刘克庄《戊午生朝和居厚弟五绝》）珍珠由珍珠贝科动物合浦母贝、珠母贝、大珠母贝、长耳珠母贝或蚌科动物三角帆蚌、褶纹冠蚌、背角无齿蚌等贝壳中外套膜受刺激形成。古人以为蚌生成珍珠如人怀妊，称珍珠为"蚌胎"，如高适《和贺兰判官望北海作》"日出见鱼目，月圆知蚌胎"。

古人进一步认为蚌孕珠与月的盈亏有关，称珍珠为"蚌中月"，如孟郊《咏怀》"思逢海底人，乞取蚌中月"。在这种认识的基础上，古人常用老蚌生珠比喻老来得子，如苏轼《赠山谷子》"笑君老蚌生明珠，自笑此物吾家无"。

古人也认识到蚌科动物生成的珍珠其实是一种病理产物，故有"蚌病生珠"之说，如高燮《题蔡哲夫所绘沈孝则〈冰雪庐图〉即步哲夫韵》"嗟哉蚌病乃生珠，诗渐可读消雄图"。

三角帆蚌、褶纹冠蚌、背角无齿蚌等蚌类的肉为蚌肉，体内分泌液为蚌泪，贝壳制成的粉为蚌粉，均具有良好的药用价值。

蚌肉性寒，味甘、咸，归肝、肾经，具有清热解毒、滋阴明目的功效，用于烦热、消渴、血崩、带下、痔瘘、目赤的治疗。

蚌泪性寒，味甘，归肝、肾经，具有止渴、明目、清热解毒的功效，用于消渴、赤眼、烫伤、鼻疗的治疗。

蚌粉性寒，味咸，归肺、肝、胃经，具有化痰消积、清热燥湿的功效，用于痰饮咳嗽、呕逆、痃积、白带、湿疹、痱子、烫伤的治疗。

珠母潜阳善平肝

"土植皆为药，山枝不满樵。暗光珠母徙，秋影石花消。"（宋代谢翱《采药候潮山宿山顶精蓝夜中望海》）珍珠母又名珠牡、珠母、真珠母、明珠母，是常用的平抑肝阳类中药。珍珠母性寒，味甘、咸，归肝、心经，具有平肝潜阳、安神定惊、清肝明目的功效，用于头痛眩晕、心悸失眠、癫狂惊痫、肝热目赤、翳膜遮睛的治疗。《中国医学大辞典》载："此物（珍珠母）兼入心、肝两经，与石决明但入肝经者不同，故涉神志病者，非此不可。"

"采来溪蚌大于斗，明珠历历开光辉。炯如银河堕片月，群星错落流璇玑。"（明代王叔承《烂溪采珠歌》）珍珠母配伍石决明、牡蛎、磁石等可治疗肝阳上亢、头痛眩晕；配伍钩藤、菊花、夏枯草等可治疗肝阳上亢兼肝热烦躁易怒；配伍白芍、生地黄、龙齿等可治疗肝阳上亢所致的头痛眩晕、耳鸣、心悸失眠等。

"肖形可惜被形驱，浪说欢娱未足娱。心大如天无不有，何人剖蚌出明珠。"（宋代阳枋《用赵教授韵谢程签判春雪》）珍珠母质重入心经，有安神定惊之效，配伍朱砂、龙骨、琥珀等可治疗心神不宁、心悸失眠；配伍天麻、钩藤等可治疗癫痫、惊风抽搐。

"目穷淮海满如银，万道虹光育蚌珍。天上若无修月户，桂枝撑损向西轮。"（宋代米芾《中秋登楼望月》）珍珠母有清肝、明目、退翳之效，配伍石决明、菊花、车前子等可治疗肝热目赤、畏光、翳障；配伍枸杞子、女贞子、黑芝麻等可治疗肝虚目暗、视物昏花；配伍苍术、木贼或动物肝脏可治疗夜盲症。

此外，本品研细末外用，有燥湿收敛之功，可治疗湿疮瘙痒、溃疡久不收口、口疮等。

珍珠与珍珠母均有镇心安神、清肝明目、退翳、敛疮之功效，均可用治心悸失眠、心神不宁及肝火上攻之目赤、翳障及湿疮溃烂等。珍珠重在镇惊安神，多用治心悸失眠、惊风癫痫，且解毒生肌敛疮力好，并能润肤祛斑；珍珠母重在平肝潜阳，多用治肝阳上亢、肝火上攻之眩晕。

"相思无益莫相思，赢得霜鬓换黑髭。明月自圆还自缺，蚌胎瘦减有谁知。"（明代刘基《竹枝歌》）东方人将珍珠誉为"月亮上的宝石"，它满载着诗情画意，散发着浓郁药香，以独特的风华和品味给人们丰富的想象空间。

10 | 处则为远志，出则为小草

旧交贫贱，太半成新贵。

冠盖门前几行李。

看匆匆西笑，争出山来，

凭谁问，小草何如远志。

悠悠今古事。

得丧乘除，暮四朝三又何异。

任掀天勋业，冠古文章，

有几个、笙歌晚岁。

况满屋貂蝉未为荣，

记裂土分茅，是公家世。

这首《洞仙歌》是辛弃疾的作品，通过谢安出山建立不世功业
的典故，抒发自己为国效力的远大志向。

小草远志一体同

词中"看匆匆西笑，争出山来，凭谁问，小草何如远志"句，引用的是东晋谢安"处则为远志，出则为小草"的典故。据《世说新语》载，东晋谢安隐居东山多年，具有很高的社会声望，朝廷屡召不至。后因形势所迫，谢安出任桓温的司马。一天，有人送给桓温一些中药，桓温看了看，其中有一味远志，便问谢安："这种药还有个名字叫小草，为什么一种植物有两种称呼？"谢安一时答不上来，这时候旁边有个叫郝隆的人应声答道："这很容易解释，处则为远志，出则为小草。"

原来，中药远志是远志科远志属植物远志或卵叶远志的干燥根，这两种植物的全草也可入药，名为小草。郝隆的表面意思是处于地下的部分名为远志，长出地面的部分名为小草。实际是一语双关，讽刺谢安在隐居的时候志向高远，人人敬仰；出仕以后却像小草一样随世沉浮，左右逢源。

谢安听到郝隆的话后当即面露愧色，一时颇为尴尬。这时桓温忙出来打圆场说："郝参军的话也不错，很有道理啊！"其实谢安出仕后并没有随波逐流，只是通达人情世故而已。后来谢安挫败桓温篡夺东晋政权的阴谋。淝水一战，更是以少胜多，保卫了东晋的国家安全，建立不世功勋，真正实现了"远志"，成为后世文人心中的偶像。宋代孙嵩《感兴》诗吟咏其事说："在山为远志，出山为小草。不足凋谢安，适可谓殷浩。"后代诗词也多有引用"处则为远志，出则为小草"典故的，如王汶《寄韩涧泉》"浮荣安可搴，高蹈何恨早。处则为远志，出则为小草"。

古人认为服用远志可使人立志高远、前途无量，故以此名之。其实，中医的"志"主要指意志和记忆，并且认为志藏于肾精之中，受肾精的涵养。远志主归肾经，能强志益精，增强肾的藏志功能，故名远志。孙思邈《备急千金要方》中的孔圣枕中丹、孙一奎《赤水玄珠》中的读书丸等均以远志为主药，能增强记忆力，深受古代读书人喜欢。《神农本草经》载："（远志）主咳逆伤中，补不足，除邪气，利九窍，益智慧，耳目聪明，不忘，强志倍力。"李时珍也说："此药服之能益智强志，故有远志之称。"

中药小草的名称可能来源于其形态。小草广泛分布于向阳山坡或路旁，属多年生草本，高25～40厘米，花期5～7月，果期6～8月，特征不明显，和普通的小草极易混淆，故而得名。

同一种植物，根被称为远志，象征着儒家经世致用、自强不息的进取精神；全草被称为小草，又有着道家以雌守雄、隐忍内敛的隐逸意味。

远志文化意无穷

"四月秀葽，五月鸣蜩。八月其获，十月陨萚。"（《诗经·豳风·七月》）这句诗的意思是：四月远志要结籽，五月鸣蝉声声叫。八月收获好时节，十月落叶随风飘。诗中的"葽"，便是中药远志的别名"葽绕"的简称。朱熹认为《七月》一诗的大义是"仰观星日霜露之变，俯察昆虫草木之化，以知天时，以授民事"，可见远志是古代重要的物候标志，还说明在古代远志分布广泛，随处可见，人人熟悉。

因其医药功效被命名为远志后，它的文化氛围更加浓厚。更因为谢安典故，使远志成为古代诗词中的常见意象。一是通过远志抒发报效国家的壮志，如陆游《涧松》"药出山来为小草，楸成树后困长藤。涧松郁郁何劳叹，却是人间奈废兴"。二是通过远志抒发对于出仕和隐居的矛盾心理，如赵孟頫《罪出》"在山为远志，出山为小草。古语已云然，见事苦不早"。三是通过小草抒发隐居志向，如王冕《山中作寄城中诸友》"在山虽无荣，出山有何好？清流混潢污，远志成小草"。

中药远志还常和当归一起入诗，一进一退之间，相映成趣，抒发作者的幽思遐意。如陆游《和范待制月夜有感》："坐客笑谈嘲远志，故人书札寄当归。醉思莼菜黏篙滑，馋忆鲈鱼坠钓肥。"朱翌《寄方允迪》："山阴兴尽晚船催，猿鹤欢迎入翠微。为信在山名远志，便令满篚寄当归。"

由于远志的独特意象，它还是历代药名诗中最活跃的元素之一，起着画龙点睛的作用。如宋代陈亚《生查子》："分明记得约当归，远至（志）樱桃熟，何事菊花地，犹来回乡曲。"黄庭坚《荆州即事药名诗》："四海无远志，一溪甘遂心。牵牛避洗耳，卧著桂枝阴。"元代陈高《药名诗》："丈夫怀远志，儿女苦参商。过海防风浪，何当归故乡。"

远志安神心肾通

"远志多将小草充，谁知出处不相同。梦遗精浊中堪主，毒发癣疽外可宗。益智自能开耳目，安神端好镇怔忡。去心莫使心烦闷，敷服皆奇大有功。"（清代赵瑾叔《远志》）远志是常用的养心安神类中药，味辛、苦，性微温，归心、肾、肺经，具有宁心安神、祛痰开窍、解毒消肿的功效，可用于心神不安、惊悸、失眠、健忘、惊痫、咳嗽痰多、痈疽发背、乳房肿痛等的治疗。《本草纲目》载其"治一切痈疽"，《本草正》载"远志，功专心肾，故可镇心止惊，辟邪安梦，壮阳益精，强志助力。以其气升，故同人参、甘草、枣仁，极能举陷摄精，交接水火"。

"小草不妨怀远志，芳兰谁为发幽妍？千年石壁留诗在，会有骚人一慨然！"（元代元好问《春日半山亭游眺》）远志善宣泄通达，能开心气而宁心安神，通肾气而强志不忘，为交通心肾、安神定志、益智强识的佳品。远志配伍茯神、朱砂、龙齿等可治疗心肾不交之心神不宁、失眠多梦、健忘惊悸、神志恍惚；配伍人参、茯苓、石菖蒲等可治疗健忘症，如开心散。

"小草有远志，相依在平生。医和不并世，深根且固蒂。"（宋代黄庭坚《古诗二首上苏子瞻》）远志能利心窍、逐痰涎，可治疗痰阻心窍之癫痫抽搐，配伍半夏、天麻、全蝎等可治疗癫痫昏仆、痉挛抽搐；配伍石菖蒲、郁金、白矾等可治疗惊风发狂。

"因君病肺两流连，梦到茅山采药年。我自当归君远志，敢言同病一相怜。"（明代汤显祖《闻姜仲文使君到阁旬时，怀不能去，漫成六首》）远志苦温性燥，入肺经，能止咳化痰，配伍杏仁、川贝母、桔梗等可治疗痰多黏稠、咳吐不爽。

"竹梢藤蔓冷僧扉，门外苍松忽减围。感药更谁悲远志，摘花犹得访蔷薇。"（明代陶望龄《东山》）远志疏通气血之壅滞而消痈散肿，单用研末，黄酒送服，或外用调敷患处，可治疗疮疡肿毒、乳房肿痛。

小草也有济世功

"吾徒为己学，欣戚置不校。小草或远志，诡遇乃近效。"（宋代陈造《次韵徐秀才》）小草味辛、苦，性平，归心、肾经，具有祛痰、安神、消痈的功效，用于咳嗽痰多、虚烦、惊恐、梦遗失精、胸痹心痛、痈肿疮毒的治疗。小草与远志功效相似，在古代一般混同使用，不加区分，后来发现小草功效稍弱，才加以区分，故《本草图经》说"古本通用远志、小草，今医当用远志，稀用小草"。但相比于远志，小草产量大、价格低廉，也算寻常百姓的良药。

"远志出山成小草，神鱼失水困沙虫。白头博得公车召，不满东方一笑中。"（明代文徵明《感怀》）以小草为主药的古方也有许多，如《济生方》中的小草汤由小草、黄芪、麦冬等组成，具有清虚热、益肺肾、养心安神的功用，用于虚劳忧思过度、遗精白浊、虚烦不安的治疗。其他如《太平圣惠方》中的小草散可治疗五心烦热、恍惚、狂言狂语、惊恐等；《范汪方》中的小草丸可治疗胸痹心痛、逆气、膈中饮不下等。

"九边烂数等雕虫，远志真看小草同。枉说健儿身在手，青灯夜雪阻山东。"（清代龚自珍《远志》）远志和小草通体一身，既积淀有深厚的历史文化含义，又散发着浓郁的中药芳香，在百草园中具有独特的魅力。

杏林
读书度芳华

杏林撷芳

11 | 一曲好女儿，与君话女贞

绿遍西池，梅子青时。

尽无端、尽日东风恶，

更霏微细雨，恼人离恨，

满路春泥。

应是行云归路，

有闲泪、洒相思。

想旗亭、望断黄昏月，

又依前误了，红笺香信，

翠袖欢期。

这首《好女儿》是宋代词人晏几道的作品，描写闺中女儿的相思之意。南朝宋鲍照《代北风凉行》诗有"北风凉，雨雪雱，京洛女儿多妍妆"句，词牌《好女儿》因此而得名，调名本意即咏好女子。中药之中，也有一味"好女子"，名为女贞。

女贞文化含诗韵

女贞树姿态优美，树形端庄，经冬不凋，古人比之于有贞守之操的女子，因而得名。晋代苏彦《女贞颂》说："女贞之树，一名冬生，负霜葱翠，振柯凌风，故清士钦其质，而贞女慕其名。或树之于云堂，或植之于阶庭。"李时珍也认同这个观点，他在《本草纲目》中说"此木凌冬青翠，有贞守之操，故以贞女状之"。女贞树因贞女而得名，反过来诗人常以女贞树比喻贞洁的女子，如南朝梁简文帝萧纲《贞女引》"借问怀春台，百尺凌云雾。北有岁寒松，南临女贞树。庭花对帷满，隙月依枝度。但使明妾心，无嗟坐迟暮"。还有人将女贞树看作贞洁女子的化身，如沈约《贞女引》"贞女信无娇，傍邻也见疑。轻生本非惜，贱躯良足悲。传芳托嘉树，弦歌寄好词"。

因为女贞树象征贞洁的女子，它的花语是永远不变的爱，古代婚礼时女贞是必备的礼物之一，具有对新婚妇女品性德行进行规劝引导的意义，《郑氏婚礼谒文赞》

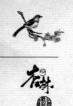

曰"女贞之树，柯叶冬生。寒凉守节，险不能倾"。古代诗词中因此也常用女贞比喻爱情，如明代张以宁《倦绣篇为云中吕遵义作》"女贞枝上燕双栖，夜合花前思欲迷。停针嘿嘿无人会，但觉春山两叶低"。

女贞四季婆娑，枝干扶疏，枝叶茂密，树形整齐，自古便是园林中常用的观赏树种，或植于庭院，或种于道旁，如西汉司马相如《上林赋》"橪檀木兰，豫章女贞"，陆游《秋夜自近村归》"江头浩歌天宇宽，刺船归来清夜阑。女贞林黑月未上，姑恶声悲村已寒"。炎夏时节，女贞树繁花竞放，仿佛青翠的树上笼着一层淡淡的雪花，散发出馥郁清香，在强烈的日光下越发显得洁白无瑕，给人带来丝丝凉意。王国维《阮郎归》词曰："女贞花白草迷离，江南梅雨时。阴阴帘幌万家垂。穿帘双燕飞。"

女贞树的名称，还可能来源于秦代的巴寡妇清。据《史记》记载，巴寡妇清是巴郡（现重庆长寿区）人，家族从事丹穴业（采炼丹砂）牟利。丈夫死后，巴寡妇清守着家族企业，凭雄厚财力保卫一方。秦始皇表彰其守贞之节，封其为贞妇，为她筑女怀清台。相传巴寡妇清善于医药养生，尤其喜欢一种负霜葱翠的树木，喜欢这种树木花开清香，喜欢用这种树木的果实养生。因为巴寡妇清生前被封为贞妇，在她去世后，埋葬她的地方被称为女贞山，而她喜欢的葱翠树木，也被称为女贞。宋代刘敞有《女贞花》一诗吟咏其事："巴妇能专利丹穴，始皇称作女怀清。此花即是秦台种，赤玉烧枝擅美名。"

"南山有枸，北山有楰。乐只君子，遐不黄耇。乐只君子，保艾尔后。"（《诗经·小雅·南山有台》）诗中的"楰"，指的便是女贞。《毛诗注析》曰"楰，今名女贞"。《诗经直解》曰："楰，鼠梓，又名大女贞、冬青树、蜡树。"《小雅·南山有台》是一首祝寿宴饮诗，之所以用女贞起兴，可能来源于女贞子的良好药效，《神农本草经》载"（女贞子）主补中，安五脏，养精神，除百疾。久服肥健，轻身不老"。

女贞子滋阴补肝肾

"千千石楠树，万万女贞林。山山白鹭满，涧涧白猿吟。君莫向秋浦，猿声碎客心。"（李白《秋浦歌》）

女贞子是女贞的果实，又名女贞实、冬青子、爆格蚤、白蜡树子、鼠梓子，是常用的补阴类中药。女贞子味甘、苦，性凉，归肝、肾经，具有补益肝肾、清虚热、明目的功效，用于头昏目眩、腰膝酸软、遗精、耳鸣、须发早白、骨蒸潮热、目暗不明的治疗。《本草经疏》载："女贞子，气味俱阴，正入肾除热补精之要品，肾得补，则五脏自安，精神自足，百病去而身肥健矣。"《本草新编》载："女贞子缓则有功，而速则寡效，故用之速，实不能取胜于一时，而用之缓，实能延生于永久，亦在人之用之得宜耳。"

现代研究证明，女贞子具有降血糖、降血脂、抗血小板聚集、抗血栓形成、抑制乳腺癌细胞等药理作用，经常服用对老年常见病有预防和治疗作用。女贞子能增强酪氨酸酶的活性，增加黑色素的形成，具有乌发作用。此外，女贞子还有保肝、调节免疫、广谱抗菌等药理作用。

"石楠间女贞，青士依苍官。纷纷杂花卉，栽植日以繁。岂独秀春融，未应凋岁寒。凭栏试游目，皎皎万虑宽。"（宋代喻良能《为何盐狱题种德堂》）女贞子善于滋补肝肾又能清虚热，补中有清。女贞子配伍墨旱莲，可治疗肝肾阴虚所致的眩晕耳鸣、腰膝酸软、须发早白、目暗不明、内热消渴、骨蒸潮热等，如二至丸；配伍生地黄、石决明、谷精草可治疗阴虚有热，目微红畏光，眼珠作痛；配伍生地黄、天冬、山药可治疗肾阴亏虚、内热消渴；配伍生地黄、知母、地骨皮可治疗阴虚内热、潮热心烦。

女贞树上满药珍

"青青女贞树，霜霰不改柯。托根一失所，罹此霖潦多。高枝委为薪，落叶掩庭阿。弱柳对门植，秀色一何佳。物性固有常，变幻其奈何。"（明代张羽《杂言》）女贞不但树形美丽，而且它的叶（女贞叶）、树皮（女真皮）、根（女贞根）也均可入药。

女贞叶又名冬青叶、土金刚叶、爆竹叶，味

苦，性凉，归肝经，具有明目解毒、消肿止咳的功效，用于头目昏痛、风热赤眼、口舌生疮、牙龈肿痛、疮肿溃烂、水火烫伤、肺热咳嗽的治疗。女贞叶配伍玄参、麦冬水煎服，可治疗口疮、牙龈肿痛；鲜女贞叶捣烂外敷，可治疗疔疮肿毒。

女贞皮又名女贞树皮，味微苦，性凉，归肝经，具有强筋健骨的功效，可用于腰膝酸痛、两脚无力、水火烫伤的治疗。女贞皮切碎水煎，去渣加糖服用可治疗慢性气管炎。

女贞根味苦，性平，归肺、肝经，具有行气活血、止咳平喘、祛湿化浊的功效，可用于哮喘、咳嗽、经闭、带下的治疗。

"女贞乃木之佳讳兮，鸿亦非偶而不翔。睹微物之清淑兮，生与俪而休有光。"（明代葛高行文《望洽阳》）古人将女贞称为佳木，这既源自女贞的文化意义，也源自女贞的良好药效。

12 | 芝兰生于深林，不以无人而不芳

空谷幽人。曳冰簪雾带，古色生春。

结根未同萧艾，独抱孤贞。

自分生涯淡薄，隐蓬蒿、甘老山林。

风烟伴憔悴，冷落吴宫，草暗花深。

霜痕消蕙雪，向崖阴饮露，应是知心。

所思何处，愁满楚水湘云。

肯信遗芳千古，尚依依、泽畔行吟。

香痕已成梦，短操谁弹，月冷瑶琴。

这首《国香》是宋代词人张炎的作品，通过描写兰花的雅致芬芳，抒发作者的爱国情怀。"国香"本意指兰花，调名本意即咏兰花的香气，清代毛先舒《填词名解》云："《左传》以'兰为国香，人服媚之'如是，词取以名。"

诗中幽兰花烂漫

兰花香气清芬、花色素雅、叶形舒展、卷曲自如，香、花、叶三美，气、色、神、韵四清，被称为"花中君子""王者之香"。中国人欣赏兰花以草木为伍，不与群芳争艳，不畏霜雪欺凌，坚韧不拔的刚毅气质，将其看作高洁典雅的象征，与"梅、竹、菊"合称"四君子"。千百年来，人们爱兰、养兰、画兰、咏兰，诗词之中的兰花更加精彩纷呈。

首先，兰花是君子的象征。孔子以兰花自比，曾作《猗兰操》琴曲，《孔子家语》曰"芝兰生于深林，不以无人而不芳；君子修道立德，不为穷困而改节"。后世诗人多用兰花象征君子，如李白《于五松山赠南陵常赞府》"为草当作兰，为木当作松。兰秋香风远，松寒不改容"。

其次，兰花是爱国者和隐士的象征。屈原特别欣赏兰花的品性，仅在《离骚》和《九歌》中就二十余次提到兰。由于屈原强烈的爱国情怀，兰花便成为爱国者的象征；屈原长期在野，兰花也演绎出隐士的意味。后世诗人因此也常用兰花象征爱国者和隐士。如杜牧《兰溪》抒发爱国之意："兰溪春尽碧泱泱，映水兰花雨发香。楚国大夫憔悴日，应寻此路去潇湘。"陶渊明《幽兰》表达隐逸之情："幽兰生前庭，含薰待清风。清风脱然至，见别萧艾中。行行失故路，任道或能通。觉悟当念还，鸟尽废良弓。"

由于对兰花的热爱，诗词中的兰花还有许多美好的意象。一是用兰花比喻美人，如苏轼《题杨次公春兰》"春兰如美人，不采羞自献。时闻风露香，蓬艾深不见"。二是用兰花象征友谊，《周易》"二人同心，其利断金；同心之言，其臭如兰"。唐代贺兰进明《古意》："崇兰生涧底，香气满幽林。采采欲为赠，何人是同心。"三是用兰花寓意爱情，如汉代古诗《新树兰蕙葩》"新树兰蕙葩，杂用杜蘅草。终朝采其华，日暮不盈抱。采之欲遗谁？所思在远道。馨香易销歇，繁华会枯槁。怅望何所言？临风送怀抱。"四是用兰花代表春天，如唐代诗僧无可的《兰》"兰色结春光，氛氲掩众芳。过门阶露叶，寻泽径连香"。五是用兰花演绎佛法，如郑板桥《为侣松上人画荆棘兰花》"不容荆棘不成兰，外道天魔冷眼看。门径有芳还有秽，始知佛法浩漫漫"。

古代诗词中的兰花又名中国兰，指的是兰科兰属的部分地生兰，如建兰（又名建兰花、秋兰、八月兰、官兰花）、春兰（又名朵朵香、山兰）、蕙兰（又名兰花草、九节兰、夏蕙、火烧兰、二月兰、夏兰、九子兰、线兰）、寒兰等，它们高洁典雅、馥郁幽香，深受历代诗人喜欢，被赋予美好的意象。中国兰及兰科兰属的多花兰、台兰等均可入药，简验方便，疗效显著。

兰花入药效若仙

兰花 "能白更兼黄，无人亦自芳。寸心原不大，容得许多香。"（明代张羽《咏兰花》）兰花又名幽兰、蕙、兰蕙，为兰科植物建兰、春兰、蕙兰、寒兰、多花兰或台兰的花。兰花味辛，性平，归肺、脾、肝经，具有调气和中、止咳、明目的功效，用于胸闷、腹泻、久咳、青盲内障的治疗。《本草纲目拾遗》载："素心建兰花，干之可催生、除宿气、解郁。蜜渍青兰花点茶饮，调和气血、宽中醒酒。""黄花者名蜜兰，可以止泻。花色黑者名墨兰，干之可治瞽目，生瞳神，治青盲最效。"

兰花叶 "健碧缤缤叶，斑红浅浅芳。幽香空自秘，风肯秘幽香？"（宋代杨万里《咏兰》）兰花叶又名兰叶，为兰科植物建兰、寒兰或台兰等的叶。兰花叶味辛，性微寒，归心、脾、肺经，具有清肺止咳、凉血止血、利湿解毒的功效，可用于肺痈、肺痨、咳嗽、咯血、吐血、尿血、白浊、白带、疮毒疔肿的治疗。《本草正义》载其："清利湿热，快脾醒胃，宣通肺气而调水道。"

兰花根 "雪丝怂细紫团栾，今代无人识古兰。本草图经川续断，今人误作古兰看。"（宋代方回《秋日古兰花》）兰花根又名土续断、兰根、幽兰根、山兰、香花草、兰花草，为兰科兰属植物建兰等的根。兰花根味辛，性微寒，归肺、脾、肝、小肠经，具有润肺止咳、清热利湿、活血止血、解毒杀虫的功效，可用于肺结核咯血、百日咳、急性胃肠炎、热淋、带下、白浊、月经不调、崩漏、便血、跌打损伤、疮疖肿毒、痔疮、蛔虫腹痛、狂犬咬伤的治疗。建兰根捣碎绞汁，调入冰糖炖

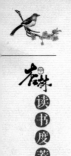

服，每次 15 ～ 24 克，可治疗肺结核引起的咳嗽、咯血；兰花根、羊九根各 30 克炖肉食用，可治疗神经衰弱、头晕、腰痛等。

蕙实 "偶培兰蕙两三栽，日煜风微次第开。坐久不知香在堂，开窗时有蝶飞来。"（明代文彭《题兰竹卷》）蕙实是兰科兰属植物蕙兰的果实，味辛，性平，具有明目、补中的功效。

化气兰 "花短秋意长，神清颜色少。笔端有西风，国香来未了。"（宋代释道璨《题物初蕙兰》）化气兰又名土百部，为兰科兰属植物蕙兰的根皮。化气兰味苦、甘，性温，有小毒，归肺、大肠经，具有润肺止咳、清利湿热、杀虫的功效，可用于咳嗽、小便淋浊、赤白带下、鼻衄、蛔虫病、头虱的治疗。化气兰 6 克水煎服，白酒为引，每日一剂，可治疗长年咳嗽；化气兰适量煎水洗，可治疗头虱。

牛角三七 "春兰未了夏兰开，画里分明唤阿呆。阅尽荣枯是盆盎，几回拔去几回栽。"（清代郑板桥《题盆兰倚蕙图》）牛角三七又名夏兰、羊角七、鹿角七，为兰科兰属植物多花兰的假鳞茎或全草。牛角三七味辛、甘、淡，性平，具有清热化痰、补肾健脑的功效，可用于肺结核咯血、百日咳、肾虚腰痛、头晕头痛的治疗。牛角三七30克，大枣10个，煎水或炖猪瘦肉食用，可治疗神经衰弱、头晕头痛。

别样兰花亦可观

由于国人对兰花的喜爱，用"兰"来命名的植物数不胜数，虽然这些植物大多不是兰科兰属植物，但它们一样优雅芳香、富含诗意，其中最富代表性的则属石兰和吊兰。

石韦 "言石曾非石上生，名兰乃是兰之类。疗痾炎帝与书功，纫佩楚臣空有意。"（宋代梅尧臣《石兰》）诗中被炎帝神农氏在书中记载用来疗痾的石兰，其实是常用的利水渗湿药石韦。石韦又名石兰、石皮、石苇、金星草等，为水龙骨科石韦属植物庐山石韦、石韦或有柄石韦的全草。石韦味苦、甘，性寒，归肺、肾、膀胱经，具有利水通淋、清肺化痰、凉血止血的功效，用于淋证、水肿、小便不利、痰热咳喘、咯血、吐血、衄

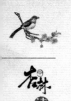

血、崩漏、外伤出血的治疗。《神农本草经》载："（石韦）主劳热邪气，五癃闭不通，利小便水道。"《本经逢原》载："石韦，其性寒利，故《本经》治劳热邪气，指劳力伤津，癃闭不通之热邪而言，非虚劳之谓。"《本草崇原》载："石韦助肺肾之精气，上下相交，水精上濡，则上窍外窍皆通，肺气下化，则水道行而小便利矣。"

"野寺孤僧住，当春亦掩扉。晓钟三板去，昏杵一盂归。古屋垂山榍，幽窗养石韦。未容行客憩，荒树雨鸠飞。"（宋代周弼《菩提废寺》）石韦寒凉，清利膀胱而通淋，兼可止血，配伍当归、蒲黄、小蓟等可治疗血淋；配伍滑石为末服可治疗热淋；配伍滑石为末，用米饮或蜜冲服，可治疗石淋。石韦微寒入肺经，可清肺热、止咳喘，配伍鱼腥草、黄芩、芦根等可治疗肺热咳喘。石韦微寒，凉血止血，单用或随证配伍侧柏叶、栀子、白茅根等可治疗血热妄行之吐血、衄血、尿血、崩漏。

吊兰　"何年一掬草，婆娑在盆中。叶瘦轻拖绿，花小不飞红。根疏杯水淡，格高冷意浓。无关冬与夏，飘洒自得风。"（元代谢宗可《咏吊兰》）吊兰又名挂兰、钓兰、折鹤兰、倒吊兰、兰草等，为百合科吊兰属植物。吊兰形态优美，适应性强，能吸收有害气体，净化空气，有"空气卫士"的美称，是最为传统的居室垂挂植物之一。

"汉宫铅粉净无痕，蜡点寒梢水畔村。忍犯冰霜欺竹柏，肯同雪月吊兰荪。"（宋代佚名《瑞鹧鸪》）吊兰以全草或根入药，味甘、微苦，性凉，具有化痰止咳、散瘀消肿、清热解毒的功效，可用于痰热咳嗽、跌打损伤、骨折、痈肿、痔疮、烧伤等的治疗。鲜吊兰配伍枇杷叶煎服可治疗咳嗽，捣烂外敷可治疗疔疮肿毒，煎汤熏洗可治疗痔疮肿痛。

幽兰香远，引人探胜，这馥郁的馨香既有兰花散发出的自然之香，也有数千年传承赋予兰花的文化之香，当然也包括高洁仁爱的医药之香。

13 | 身着白苎歌妙曼，苎麻入药效非凡

料想裁缝，白苎春衫薄。

户外惟闻，放剪刀声，深在妆阁。

斜阳院宇，任蛛丝冒遍，玉筝弦索。

问小翠眉山，为谁攒却。

引蝶花边，近来重见，身学垂杨瘦削。

忆昨。

知甚时，霁华烘破青青萼。

惜惜门巷，桃树红才约略。

幽壑。水生漪，皴嫩绿、潜鳞初跃。

旋安排、一双银蒜镇罗幕。

琼苞未剖，早是东风作恶。

正春晴，又春冷，云低欲落。

这首《白苎》是南宋词人蒋捷的作品，描写乍暖还寒时的春日景色，身穿白苎春衫还觉得单薄。将苎麻成布后漂白，称为白苎，用白苎制成的衣服品质优良，深受古人喜欢。三国吴孙皓时有《白苎歌》和《白苎舞》，古乐府有《白苎曲》，其辞之名是赞美白苎之美，后演变为词牌。

苎麻价值胜金银

麻可用来制作绳索和布匹，在古代社会具有举足轻重的作用，主要有大麻、苎麻、苘麻、亚麻等，其中苎麻的作用尤其大。苎麻是荨麻科苎麻属植物，原产我国，是著名的经济纤维作物，被誉为"中国草""中国宝"。

我国种植苎麻历史悠久。浙江余姚河姆渡文化遗址中就发现了用苎麻制作的绳索，浙江湖州市吴兴区钱山漾遗址中发现了用苎麻织成的平纹细麻布。古人将苎麻纤维织的布称为纻，《诗经·陈风·东门之池》云"东门之池，可以沤纻。彼美淑姬，可与晤语"。诗中所写就是男女青年在沤制苎麻的池塘边约会，互相表达爱慕的情形。《诗经·曹风·蜉蝣》云："蜉蝣掘阅，麻衣如雪。"赞美苎麻制作的衣服洁白如雪。

由于织造工艺不同，苎麻布也有高下之分。高端的苎麻布可以和丝绸媲美，是古代制作官服的主要原料，如"乌纱帽"就是用高端的苎麻布涂上黑漆制成，明代杨基《苎隐为句曲山人瞿好问作》诗有"桃花雨晴水满塘，乌纱白苎春风香"的说法。唐代诗人翁承赞《擢探花使》诗曰："探花时节日偏长，恬淡春风称意忙。每到黄昏醉归去，纻衣惹得牡丹香。"描写的是有人考中探花之后，身穿精致纻衣的风光景象。

低端苎麻布制作的衣服供一般平民穿着，如杜荀鹤《蚕妇》"粉色全无饥色加，岂知人世有荣华。年年道我蚕辛苦，底事浑身着苎麻"，描写蚕妇贫穷，不能穿丝绸衣服，只能穿粗糙的苎麻衣，感叹社会的不公。古人去世，家人要穿粗糙的苎麻布制成的孝衣以示哀悼，谓之披麻戴孝，如宋代刘克庄《挽林推官内方孺人》"白首持巾帨，青灯楫苎麻。寺西同窆处，风日怆寒筇"。

用苎麻布制作的衣服舒适透气。苎麻纤维有沟状空腔及空隙，能够及时吸收人体皮肤上的油脂和微汗，具有吸湿、透气功能。苎麻纤维十分坚韧，具有防腐耐磨功能，因此苎麻布被誉为"千年不烂软黄金"。古代的夏布多由苎麻织成，具有"轻如蝉翼，薄如宣纸，平如水镜，细如罗绢"的特点，深受古人喜欢。

白纻是苎麻成布之后，加灰锻濯漂白而制成的。或说白纻是用白色苎麻织成的夏布。用白纻制成的袍衫或舞衣深受古人喜欢，古代诗词多有描写者，如唐代张籍《白纻歌》"皎皎白纻白且鲜，将作春衫称少年。裁缝长短不能定，自持刀尺向姑前"。

除制作苎麻布外，苎麻还有很高的药用价值。苎麻的根或根茎（苎麻根）、叶（苎麻叶）、花（苎麻花）、茎皮（苎麻皮）、茎或带叶嫩茎（苎麻梗）均可入药，药用价值广泛。

凉血止血苎麻根

"苎麻根寒心肝侧，凉血止血甘味贺。安胎利尿又解毒，产之前后烦躁得。"（清代赵瑾叔《药性诗·苎麻根》）苎麻根又名苎根、野苎根、苎麻茹，是常用的凉血止血类中药。苎麻根味甘，性寒，归肝、心、膀胱经，具有凉血止血、清热安胎、利尿、解毒的功效，用于血热妄行所致的咯血、吐血、衄血、血淋、便血、崩漏、紫癜，以及胎动不安、胎漏下血、小便淋沥、痈疮肿毒、虫蛇咬伤的治疗。《本草纲目拾遗》载："（苎麻根）治诸毒，活血，止血。功能发散，止渴，安胎。通（治）蛊胀，崩淋，哮喘，白浊，滑精，牙痛，喉闭，疝气，跌仆损伤。"《本草便读》载："苎麻根，甘寒养阴，长于滑窍凉血，血分有湿热者亦属相宜。大抵胎动因于血热者多，或因伤血瘀者亦有之。安胎之义，其即此乎。"

"微凉入窗阖，斜吹湿蕉苎。漂洒正纷纭，谈笑方容与。"（宋代苏辙《雨中陪子瞻同颜复长官送梁焘学士舟行归汶上》）苎麻根性寒而入血分，能清血分之热而凉血止血，既可单用，也可配伍其他止血药使用。苎麻根配伍人参、蛤粉等可治疗吐血不止，如苎根散；配伍白茅根可治疗咯血；配伍小蓟、生蒲黄可治疗淋证尿血、小便不利。

"江上睡鸭烟草肥，江南白苎催换衣。雨声四月不知暑，过尽樱桃人未归。"（明代孙一元《白苎词》）苎麻根既能止血，又能清热安胎，为安胎之要药。凡胎热不安、胎漏下血皆可使用，如《梅师方》保胎方，以单味苎麻根煎汤服用治疗妊娠胎动下血腹痛。鲜苎麻根配伍莲子（去心）、糯米煮粥服用，可治疗习惯性流产或早产；苎麻根配伍地黄、阿胶、当归等，可治疗劳损动胎、腹痛下血。

　　"地炉无火一囊空，雪似杨花落岁穷。乞得苎麻缝破衲，不知身在寂寥中。"（宋代重喜《绝句》）苎麻根性寒，能清热解毒，可治热毒痈肿，多以外用为主，常以鲜品捣敷患处。如《梅师方》单用苎麻根捣烂外敷，治痈疽发背、乳痈初起微赤；《肘后备急方》单用苎麻根煮浓汁外洗治丹毒。

苎麻入药祛病瘟

　　苎麻叶　"桑柘阴阴间苎麻，店前下马便斟茶。虽然此是寻常物，乱后空村没一家。"（宋代方回《虽然吟》）苎麻叶又名苎叶，味甘、微苦，性寒，归肝、心经，具有凉血止血、散瘀消肿、解毒的功效，用于咯血、吐血、血淋、尿血、月经过多、外伤出血、跌仆肿痛、脱肛不收、丹毒、疮肿、乳痈、湿疹、蛇虫咬伤的治疗。《本草纲目》载："苎麻叶甚散血，五月五日收取，和石灰捣作团，曝干收贮。遇金疮折损者，研末敷之，即时血止，且易痂也。"

苎麻花　"紫薇院静君宵直，绿苎村深我昼眠。会身急流归亦好，双筇同访幔亭仙。"（宋代刘子翚《寄巨山》）苎麻花又名苎花，味甘，性寒，归心、肺、胃经，具有清心除烦、凉血透疹的功效，可用于心烦失眠、口舌生疮、麻疹透发不畅、风疹瘙痒的治疗。

苎麻皮　"雪为纬，玉为经。一织三涤手，织成一片冰。清如夷齐，可以为衣。陟彼西山，于以采薇。"（宋代戴复古《白苎歌》）苎麻皮味甘，性寒，归胃、膀胱、肝经，具有清热凉血、散瘀止血、解毒利尿、安胎回乳的功效，可用于瘀热心烦、产后血晕及腹痛、跌打损伤、创伤出血、血淋、小便不通、肛门肿痛、胎动不安、乳房胀痛的治疗。

苎麻梗　"宿雾开花坞，春潮入苎村。预思秋荐后，一鹗出乾坤。"（唐代贯休《送友生入越投知己》）苎麻梗味甘，性微寒，具有活血散瘀、清热解毒的功效，可用于金疮折损、痘疮、痈肿、丹毒的治疗。

苎麻纤维可织布，衣被天下济苍生，白苎裁为歌舞衣，惊鸿燕娇使人迷。苎麻一身可入药，根、花、皮、叶、梗，皆可疗顽疾，良医巧运用，病去无踪迹。

14 | 初识浙八味，长相忆余杭

长忆西湖，尽日凭阑楼上望：

三三两两钓鱼舟，岛屿正清秋。

笛声依约芦花里，白鸟成行忽惊起。

别来闲整钓鱼竿，思入水云寒。

这首《忆余杭》是宋代词人潘阆的作品，描写西湖的美丽景色。《忆余杭》为潘阆自度曲，因忆西湖诸胜而得名。

人杰地灵产良药

浙江气候温和，雨量充沛，日照时间长，热量资源丰富，同时辖区内水多山也多，气候垂直差异明显，为形成不同的道地药材提供了良好的生成环境。

南宋以后，随着我国经济重心的南移，江浙地区较高的生产力使该地种植的药材品种更加优良、产量更高，药材炮制也更为考究，提高了药材的品质。宋元时期，浙江的中医药文化也更加繁荣，涌现出陈言、罗知悌、朱丹溪、张景岳、赵献可等名医，逐渐形成了医经学派、伤寒学派、永嘉医派、丹溪学派、温补学派等知名中医学派，这些名中医在治病救人的过程中，更加注重了本地药材的药性功效的研究，为"浙八味"的形成提供了丰厚的文化土壤。

於潜白术甲天下

白术性味苦、甘、温，归脾、胃经，具有健脾益气、燥湿利水、止汗、安胎的功效。

"金浆玉液味和调，白术于潜产最饶。逐水消痰脾不泻，和中补气腹无枵。黄芩共剂胎能养，枳实同丸痞亦消。桃李青鱼俱禁忌，炒将褐色勿令焦。"（清代赵瑾叔《白术》）浙江产的白术又名浙白术，具有个大、外观黄亮、结实沉重、清香诱人、药效显著的特点。

浙白术主要分布在四明山、天目山、天台山、括苍山等山脉所在的县市，其中新昌、嵊州、东阳、磐安、天台等县市所产者称"浙东白术"，杭州、临安、余杭所产者称"杭白术"。其中杭州於潜产者质量最为上乘，称为"於术"，明代万历《杭州府志》载"白术以产于於潜者佳，称於术"。

杭州白芍业内夸

白芍性味苦、酸、微寒，归肝、脾经，具有养血和营、缓急止痛、敛阴平肝的功效。

"自古风流芍药花，花娇袍紫叶翻鸦。诗成举向东风道，不愿旁人定等差。"（宋代张镃《芍药花》）由于古代杭州产的白芍颇有声誉，所以浙江产的白芍统称杭白芍。

杭白芍具有粗直而长，两端等大整齐、体重、坚实、粉性足的特点，主要分布在东阳、磐安、缙云等市县。明代官修本草著作《本草品汇精要》认为白芍以山西泽州、浙江海盐为道地，可见到明代，浙产白芍成为道地药材。

象山贝母名气重

　　浙贝母是常用的清化热痰类中药。浙贝母又名土贝母、浙贝、象贝等，性味苦、寒，归肺、心经，具有清热化痰、降气止咳、散结消肿的功效，用于风热或痰热咳嗽、肺痈吐脓、瘰疬瘿瘤、疮痈肿毒的治疗。

　　"采向阿丘曝欲干，形如贝子聚来繁。消痰润肺尝微苦，涤热清心饮带寒。膈内燥烦从此解，胸中郁结自能宽。痰消燥湿分脾肺，半夏休将一例看。"（清代赵瑾叔《贝母》）浙贝母因产于浙江而得名，又因主产于宁波象山，又名象贝母。《本草纲目》记载贝母以"川者为妙"，明末清初医家萧京的《轩岐救正论》正式提出浙贝母之名。

杭菊清醇好作茶

"玉攒碎叶尘难染，露湿香心粉自匀。一夜小园开似雪，清香自是药中珍。"（宋代史铸《白菊》）菊花是菊科菊属植物菊的头状花序，是常用的发散风热类解表药。菊花又名节华、日精、女节、傅延年、甘菊等，性味甘、苦、微寒，归肺、肝经，具有疏风清热、平肝明目、解毒消肿的功效。其中黄菊偏于疏散风热，白菊偏于平肝、清肝明目，野菊花偏于清热解毒。

"千芳百卉正凋零，喜见东篱粲玉英。粉面真能延月姊，檀心端不羡梅兄。骚经岂为黄花作，丹鼎应须素液成。勿讶开迟后佳节，白衣犹足向渊明。"（宋代陈棣《白菊》）杭白菊又名白茶菊，具有花瓣洁白如玉，花蕊灿如黄金，朵大瓣宽，肉质肥厚，色香高雅，味道清醇甘美的特点，特别适合泡茶饮用。杭黄菊名黄甘菊，形与杭白菊相似，但舌状花为黄色至淡棕色。杭菊主产于桐乡、兰溪、淳安等地。

浙江元胡质饱满

延胡索，又名元胡、玄胡索、元胡索等，为罂粟科紫堇属植物延胡索的块茎，是常用的活血止痛类中药。延胡索性温，味辛、苦，归心、肝、脾经，具有活血散瘀、行气止痛的功效。

唐宋时代，延胡索产于东北。明朝时期，延胡索产地移至今江苏一带，并大量栽培。清代道地产区扩展至今浙江一带，并逐渐形成以浙江延胡索为道地药材。明代刘若金《本草述》曰："今茅山上龙洞、仁和（杭州）、笕桥（杭州东北郊）亦种之。"浙江磐安的延胡索具有外观黄亮，圆坚饱满，生物碱含量高的特点。此外，东阳、缙云、永康等地亦产延胡索。

浙地玄参肥糯坚

"玄参黑润重乡邦，壮水无根火自降。年久疬疮消磊磊，时行目疾治双双。游风斑毒清多种，燥热狂烦去一腔。更有熏衣香可合，氤氲几阵透纱窗。"（清代赵瑾叔《玄参》）玄参为玄参科玄参属植物玄参、北玄参的根，是常用的清热凉血类中药。

"丹草秀朱翘，重台架危岊。木兰露易饮，射干枝可结。阳曜采辛夷，寒山望积雪。玉泉亟周流，云华乍明灭。"（南朝沈约《奉和竟陵王药名诗》）浙江玄参具有质坚性糯、皮细肉黑、枝条肥壮的特点。

笕桥麦冬香浓郁

"一枕清风直万钱，无人肯买北窗眠。开心暖胃门冬饮，知是东坡手自煎。"（苏轼《睡起闻米元章冒热到东园送麦门冬饮子》）麦冬为百合科植物麦冬的块根，是常用的补阴类中药。麦冬又名麦门冬，性味甘、微苦、微寒，归肺、胃、心经，具有滋阴润肺、益胃生津、清心除烦的功效。

麦冬有浙麦冬和川麦冬之分，浙麦冬呈纺锤形，形似枣核，表皮黄白色或淡黄色，有纵纹，质柔软，断面黄白色，半透明，具木质芯，气微香，肉质具油性糖质黏性，并以肥大黄白色者为佳。浙麦冬又以杭州笕桥所产者最负盛名，具有形如腰果、色白有神、体软性糯、细长皮光洁、香味浓郁的特点。

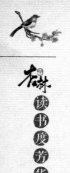

瑞安郁金品质佳

诗仙李白在他的《客中行》里吟诵道："兰陵美酒郁金香，玉碗盛来琥珀光。但使主人能醉客，不知何处是他乡。"这里的"郁金"和我们今天熟知的百合科观赏花卉"郁金香"无关，而是中药郁金，一种姜科植物。

郁金有温郁金、川郁金、桂郁金之分。温郁金根块呈长圆形或卵圆形，稍扁，有的为弯曲，两头渐尖，具有质坚实，断面棕灰色，角质样，内皮环明显，气微香，味微苦的特点，主产于浙江瑞安。北宋唐慎微《证类本草》记载"蓬莪茂"时冠以"温州"二字以示道地，温州蓬莪茂就是温郁金。

"长忆钱塘，不是人寰是天上。万家掩映翠微间，处处水潺潺。异花四季当窗放，出入分明在屏障。别来隋柳几经秋，何日得重游。"（宋代潘阆《忆余杭》）余杭一带不仅风景秀丽，其中医药文化氛围亦甚浓厚。比如"浙八味"，其炮制考究，药材道地，馥郁芬芳，同样值得长相回忆，念念不忘。

为访仙药步蟾宫，
蟾药入方有神通

去年云掩冰轮皎。

喜今岁、微阴俱扫。

乾坤一片玉琉璃，

怎算得、清光多少。

无歌无酒痴顽老。

对愁影、翻嫌分晓。

天公元不负中秋，我自把、

中秋误了。

这首《步蟾宫》是南宋词人蒋捷的作品，描写中秋
时节月色如银的景色。传说后羿从西王母那里得到长生之
药，嫦娥服用之后奔月，化身为蟾蜍。古人因此称月亮为
蟾，月宫为蟾宫。《步蟾宫》调名本意即咏漫步于月宫。

蟾蜍本是月中精

美丽的嫦娥化身蟾蜍，现在看来似乎不可理喻，但古人却视为平常，这可能和古人的蟾蜍崇拜和阴阳五行思想有关。古人发现蟾蜍能捕食害虫、具有强大的繁育能力，于是产生了蟾蜍崇拜。距今 8000 年的辽宁阜新查海村遗址和距今 6000 年的陕西临潼姜寨遗址中，就有将蟾蜍作为崇拜物的文物证据。

春秋战国时期，蟾蜍崇拜又和阴阳五行思想结合在一起。古人认为日代表阳，月代表阴，而蟾蜍为月精。屈原《天问》曰："夜光何德，死则又育？厥利惟何，而顾菟在腹？"闻一多考证认为"顾菟"即蟾蜍。《初学记》引《淮南子》："羿请不死之药于西王母，羿妻姮娥窃之奔月，托身于月，是为蟾蜍，而为月精。"张衡《灵宪》中也说嫦娥"遂托身于月，为蟾蜍"。

古人将蟾蜍视为月精，可能有以下原因：一是月亮中的阴影仿佛一只蟾蜍；二是蟾蜍有冬眠的本性，古人视其具有生而后死、死而复生的特殊能力，这一点恰与月亮的盈亏变化相似；三是蟾蜍隆起的腹部与怀孕女性的腹部相似；四是月亮的盈亏变化与人的气血变化密切相关，尤其与女性的生理相关。《素问·八正神明论》："月始生，则血气始精，卫气始行；月郭满，则血气实，肌肉坚；月郭空，则肌肉减，经络虚，卫气去，形独居。"女性的月信更是明显地呈现出周期性的变化。月亮、蟾蜍、女性同属阴，具有相似的周期性变化，月亮中的阴影又仿佛一只蟾蜍，难怪古人会认为嫦娥化身蟾蜍，为月精。

蟾蜍为月精，自然和仙药联系到一起。古人用三足乌代表太阳，用蟾蜍代表月亮，汉代画像石中的蟾蜍，口衔仙草，捣制灵药，或居于月宫之中，或伴侍于西王母身旁，是仙药的执掌者和制作者。古代诗词多有描写用蟾蜍制造仙药者，如汉乐府《董逃行》："采取神药若木端，白兔长跪捣药虾蟆丸。奉上陛下一玉柈，服此药可得即仙。"唐代陆龟蒙《上云乐》："青丝作筰（zuó）桂为船，白兔捣药虾蟆丸。便浮天汉泊星渚，回首笑君承露盘。"

古代书籍中也多有关于蟾蜍药用价值的记载，如葛洪《抱朴子》里面说"肉芝者，谓万岁蟾蜍，头上有角，颔下有丹书八字再重"，服之可令人长生。《本草纲目》载："蟾蜍千岁，头上有角，腹下丹书，名曰肉芝，能食山精。人得食之可仙。术家取用以起雾祈雨，辟兵解缚。"以上描述，似乎有神话色彩。

古人将蜈蚣、毒蛇、蝎子、壁虎和蟾蜍这五种有毒动物合称五毒，在端午节画五毒图贴于屋中，具有"以毒攻毒，厌而胜之"的意义。其中的蟾蜍图画或饰件不但具有辟邪功效，还有招财吐宝的寓意。在古代，蟾宫折桂还有考中进士的意思，如明代解缙《斧》"斫削群才到凤池，良工良器两相资。他年好携朝天去，夺取蟾宫第一枝"。

蟾蜍入医寓意丰

《素问·八正神明论》曰："月生无泻，月满无补，月郭空无治，是谓得时而调之。因天之序，盛虚之时，移光定位，正立而待之。故曰月生而泻，是谓藏虚；月满而补，血气扬溢，络有留血，命曰重实；月郭空而治，是谓乱经。阴阳相错，真邪不别，沉以留止，外虚内乱，淫邪乃起。"论述了针灸补泻与月之节律的关系，后代医家发展了这种针灸与时间医学关系的学术思想，出现了《黄帝虾蟆经》《明堂虾蟆图》等医学著作，论述了针灸避忌与月之节律的关系。书以"虾蟆"命名，显然是以蟾蜍指代月亮，揭示针灸治疗与月之圆缺节律的关系。

我国境内的蟾蜍主要有中华大蟾蜍和黑眶蟾蜍，它们均可入药。蟾蜍的全体（蟾蜍）、头部（蟾头）、舌（蟾舌）、肝脏（蟾蜍肝）、胆囊（蟾蜍胆）、除去内脏的干燥皮（蟾皮）、耳后腺分泌的白色浆液加工成品（蟾酥）均可供药用，具有悠久的药用历史。《名医别录》载蟾蜍有毒，具有"疗阴蚀，疽疬，恶疮，猘犬伤疮"的功效。《本草经集注》载："人得温病，斑出困者，生食（蟾蜍）一两枚""烧灰敷疮"。

相传南宋理宗患了"心痹"，百般治疗无效，无奈张出皇榜求医。民间医生雷氏兄弟揭榜进宫，利用极品蟾酥为君药，研发了"极品蟾酥养心汤"，治愈了宋理宗的心痹。现代药理研究显示，蟾酥具有强心、增加冠状动脉灌流量、升高动脉血压、抑制血小板聚集等作用，可用于抗休克、治疗心力衰竭。此外蟾酥还具有抑制肿瘤、局部麻醉、抗炎等药理作用。宋理宗康复后龙颜大悦，将由雷氏兄弟发明的以蟾蜍药用为主要内容的医学流派命名为"天下第一蟾医"。

蟾酥攻毒消肿痛

"黄云复壁椒涂苏，银床水喷金蟾蜍。宜男草生二月初，燕燕求友乌将雏。"（元代杨维桢《六宫戏婴图》）蟾酥又名蟾蜍眉脂、蟾蜍眉酥、癞蛤蟆浆、蛤蟆酥、蛤蟆浆，是常用的攻毒杀虫止痒类中药。蟾酥味辛，性温，有毒，归心经，具有消肿止痛、解毒辟秽、开窍醒神的功效，用于痈疽疔疮、咽喉肿痛、风虫牙痛、牙龈肿烂、痧症腹痛、中暑神昏的治疗。《本草经疏》载："蟾酥，其味辛甘，气温散，能发散一切风火抑郁、大热痈肿之候，为拔疔散毒之神药，第性有毒，不宜多用，入发汗散毒药中服者，尤不可多。"《本草汇言》载："蟾酥，疗疳积，消鼓胀，解疔毒之药也。能化解一切瘀郁壅滞诸疾，如积毒、积块、积胀、内疔痈肿之证，有攻毒拔毒之功也。"

"巍然独立九霄中，势压衡庐恒华嵩。捣药声高蟾阙近，乘槎路渺鹊桥通。"（宋代唐元龄《华盖山》）蟾酥有良好的解毒消肿、麻醉止痛作用，可外用及内服。单用蟾酥研细少许点患处，可治疗风虫牙痛；配伍雄黄、朱砂等，用葱白汤送服取汗，可治疗痈疽恶疮，如蟾酥丸；配伍牛黄、冰片等，可治疗咽喉肿痛及痈疖，如雷氏六神丸；配伍生川乌、生南星、生半夏为末，烧酒调敷患处，可作为麻药使用，如外敷麻药方。

"飒飒东风细雨来，芙蓉塘外有轻雷。金蟾啮锁烧香入，玉虎牵丝汲井回。"（唐代李商隐《无题》）蟾酥辛温走窜，有辟秽化浊、开窍醒神之功，嗅之亦能催嚏。蟾酥配伍麝香、丁香、雄黄等，用时研末吹入鼻中取嚏收效，可治疗伤于暑湿秽浊或饮食不洁而致的痧胀腹痛、吐泻不止甚至昏厥，如蟾酥丸。

蟾酥有毒，孕妇忌服，外用时注意不可入目，内服宜谨慎，中毒可导致呕吐腹泻、呼吸急促、心律失常、惊厥，甚至麻痹而死亡。

蟾蜍入药有奇功

蟾蜍 "莫谓蟾蜍小，渊源在许中。曹溪一滴水，驾浪作南宗。"（宋代刘克庄《戏效屏山书斋十咏》）蟾蜍味辛，性凉，有毒，归心、肝、脾、肺经，具有解毒散结、消积利水、杀虫消疳的功效，用于痈疽、疔疮、发背、瘰疬、恶疮、癥瘕癖积、膨胀、水肿、小儿疳积、破伤风、慢性咳喘的治疗。

蟾皮 "濯缨何处去，鉴物自堪妍。回首看云液，蟾蜍势正圆。"（唐代张耒《圆灵水镜》）蟾皮味苦，性凉，有毒，归心、肺、脾、大肠经，具有清热解毒、利水消肿的功效，用于痈疽、肿毒、瘰疬、湿疹、疳积腹胀、慢性气管炎的治疗。

蟾头 "菜把野园送，花枝邻巷赊。捣蟾和绛雪，骑斗弄青霞。"（宋代洪咨夔《谨和老人夏日东山即事》）蟾头味辛、苦，性凉，有毒，归脾、胃经，具有消疳散积的功效，用于小儿疳积的治疗。《太平圣惠方》中的蟾头丸由蟾头、皂荚、青黛等制成，可治疗小儿五疳。

蟾蜍胆　"众流吞海，大泽藏山。磨云月兮蟾蜍胆冷，卧风波兮鸥鸟情闲。"（宋代释正觉《禅人并化主写真求赞》）蟾蜍胆味苦，性寒，归肝经，具有镇咳祛痰、解毒散结的功效，用于气管炎、小儿失音、早期淋巴结结核、鼻疗的治疗。

蟾蜍肝　"东西南北日团圆，洗涤肝膺立树边。料得痴蟾别有药，只餐金粟径升天。"（宋代苏泂《桂花》）蟾蜍肝味辛、苦、甘，性凉，归心、肝经，具有解毒散结、拔疗消肿的功效，用于痈疽、疗毒、疮肿、蛇咬伤、麻疹的治疗。

蟾舌　"娟娟绿蟾蜍，曾识广寒女。深疑珠宫物，内敬不敢侮。"（宋代高似孙《国清寺泉时有绿蟾蹲崖石西》）蟾舌味辛、苦、甘，性凉，归心经，具有解毒拔疗的功效，用于疗疮的治疗。

"千岁蟾蜍犹得仙，百年枸杞足延命。也须点铁自成金，未信磨砖能作镜。"（宋代易祓《和黄山谷琼芝诗韵》）古人将蟾蜍称为"肉芝"，将枸杞称为"仙人杖"，认为它们都是令人身安命延的上药，同时也演绎出许多深厚的文化含义和美丽传说。即便是蟾蜍和枸杞这样的良药，也需合理应用，方能取得点石成金的疗效。

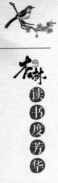

翰林读书度芳华

吉林撷芳

16 ｜ 炎夏茉莉吐芬芳，列作人间第一香

碧天澄澄似水。

待明朝、淡抹远山相对。

余香幽约，收来枕畔合子。

窥斜月、花光流坠。

新妆倭鬓，纱橱旁、鸦鬟底。

黄昏后、雨过新凉，金虫籁儿串起。

风前小立，微嗅处、昵人娇意。

添多少、晚窗清气。

玉蕊离离，只飞琼可比。

这首《爪茉莉》是清代诗人曹贞吉的作品，文中虽无茉莉二字，却将茉莉的幽香和淡雅刻画得入木三分。《爪茉莉》调名本意即吟咏茉莉。

茉莉芳香善理气

茉莉花虽没有月季花的绚丽多彩、蔷薇花的婀娜多姿、牡丹花的雍容华贵，但她质朴、本色，冰清玉洁，楚楚动人，素而不媚，香而不俗，正如民歌《好一朵美丽的茉莉花》所唱"芬芳美丽满枝丫，又香又白人人夸"。

古人对茉莉花的芳香也不吝赞美之词。宋代诗人杨巽斋将茉莉花和名贵的麝香、龙涎香相媲美。他在《茉莉花》诗中说："脐麝龙涎韵不侔，薰风移植自南州。谁家浴罢临妆女，爱把闲花带满头。"明代诗人沈宛君将茉莉花和梅花相比较，虽寒热不同，但芳香相似。他在《茉莉花》诗中说："如许闲宵似广寒，翠丛倒影浸冰团。梅花宜冷君宜热，一样香魂两样看。"宋代诗人江奎则认为茉莉花是人间第一香。他在《茉莉花》诗中说："灵种传闻出越裳，何人提挈上蛮航。他年我若修花史，列作人间第一香。"

茉莉花气味芬芳，具有理气开郁、辟秽和中、发散陈气的功效，古人常将茉莉花置于贴身近处，用于预防和治疗疾病。有将茉莉放于枕旁的，如南宋刘克庄《茉莉》"一卉能熏一室香，炎天犹觉玉肌凉。野人不敢烦天女，自折琼枝置枕旁"，清代徐灼《茉莉花》"酒阑娇惰抱琵琶，茉莉新堆两鬓鸦。消受香风在良夜，枕边俱是助情花"。用芳香的茉莉花为枕，自然好梦频频，如宋代许棐《茉莉花》"荔枝乡里玲珑雪，来助长安一夏凉。情味于人最浓处，梦回犹觉鬓间香"。金朋说《茉莉吟》："一种秋容淡素妆，西风吹破几枝芳。琼葩玉蕊金飙夜，疑是梅花入梦香。"

还有将茉莉花插于头上的，不但绰约生姿，其芳香之气还可预防头晕头痛。如苏轼《题姜秀郎几间》："暗麝著人簪茉莉，红潮登颊醉槟榔。"清代王士禄《茉莉花》："冰雪为容玉作胎，柔情合傍琐窗开。香从清梦回时觉，花向美人头上开。"宋代诗人江奎还将茉莉花比作仙女的玉搔头，其《茉莉花》诗曰"虽无艳态惊群目，幸有清香压九秋。应是仙娥宴归去，醉来掉下玉搔头"。

茉莉花色洁白，香味醇浓，清雅宜人。宋朝时兴起了把香入茶的热潮，因为香既是保健品，还是药引，茶是药，能够解百毒，于是茉莉花茶应运而生。茉莉花茶是将茶叶和茉莉鲜花进行拼和、窨制，使茶叶吸收花香而成的茶叶，具有香气鲜灵持久、滋味醇厚鲜爽、汤色黄绿明亮、叶底嫩匀柔软的特点。茉莉花和茶叶均可入药，茉莉花茶具有安神、解抑郁、健脾理气、抗衰老、提高机体免疫力的功效，是一种常见的健康饮品，民间有"窨得茉莉无上味，列作人间第一香"的美誉。

《本草正义》载："茉莉，今人多以和入茶茗，取其芳香，功用殆与玫瑰花、代代花相似，然辛热之品，不可恒用。"古代诗词中也多有描写茉莉花茶者，如清代刘灏《茉莉》"茉莉开时香满枝，钿花狼藉玉参差。茗杯初歇香烟烬，此味黄昏我独知"。

茉莉雅洁比仙佛

茉莉花在最为炎热的夏季开放，花瓣洁白如玉，花香芬芳馥郁，古人在消暑之时最喜观赏。如宋代许开《茉莉花》："火令行南国，彤云间丹霞。之子方热中，濯濯冰雪花。植根却月盘，趣驾七香车。"胡寅《和彦冲茉莉》："宝靥三年笑，冰肌六月凉。豌兰何足佩，怀瑾枉沉湘。"

由于对茉莉的喜爱，古人还常将茉莉花比作冰肌玉骨的仙女。如唐太宗李世民："冰姿素淡广寒女，雪魄轻盈姑射仙。"宋代柳永《满庭芳·茉莉》："环佩青衣，盈盈素靥，临风无限清幽。出尘标格，和月最温柔。堪爱芳怀淡雅。"姚述尧《行香子》："天赋仙姿，玉骨冰肌。向炎威，独逞芳菲。轻盈雅淡，初出香闺。是水宫仙，月宫子，汉宫妃。"

茉莉花原产于外国，经西域或海上丝绸之路传入中国，佛经中有茉莉夫人的传说，于是茉莉花又和佛教有了千丝万缕的联系。如唐代李群玉《法性寺六祖戒坛》："天香开茉莉，梵树落菩提。惊俗生真性，青莲出淤泥。"宋代王十朋《茉莉》："没利（茉莉）名嘉花亦嘉，远从佛国到中华，老来耻逐蝇头利，故向禅房觅此花。"王十朋《点绛唇·艳香茉莉》："畏日炎炎，梵香一炷薰亭院。鼻根充满，好利心殊浅。"

茉莉入药功效卓

茉莉是木犀科茉莉属植物，它的花（茉莉花）、花的蒸馏液（茉莉花露）、叶（茉莉叶）、根（茉莉根）均可入药，具有广泛的药用价值。

茉莉花 "散花忽到毗耶室，似欲横机试病夫。燕寝香中暑气清，更烦云鬟插琼英。"（宋代范成大《次王正之提刑韵，谢袁起岩知府送茉莉二槛》）茉莉花味辛、微甘，性温，归脾、胃、肝经，具有理气开郁、辟秽和中的功效，用于泻痢腹痛、胸脘胀闷、头晕、头痛、目赤肿痛的治疗。《本草再新》载："（茉莉花）清解虚火，能去寒积，并能治疮毒，消疽瘤。"《随息居饮食谱》载："（茉莉花）和中下气，辟秽浊。治下痢腹痛。"食用菜品"茉莉花炖鲢鱼头"可治疗头晕头痛；茉莉花配伍清茶、石菖蒲可治疗湿浊中阻、脘腹闷胀、泄泻腹痛；茉莉花配伍菊花、金银花可治疗目赤肿痛、迎风流泪。

茉莉花露　"风韵传天竺，随经入汉京。香飘山麝馥，露染雪衣轻。"（宋代郑域《茉莉花》）茉莉花露味淡，性温，归脾经，具有醒脾、辟秽、理气、美容泽肌的功效，主治胸膈陈腐之气，并可润泽肌肤。《本草纲目》载："（茉莉花）蒸油取液作面脂，头泽长发，润燥香肌，亦入茗汤。"《本草纲目拾遗》载："（茉莉花露）解胸中一切陈腐之气。"

茉莉花叶　"旷然尘虑尽，为对夕花明。密叶低层幄，冰蕤乱玉英。不因秋露湿，讵识此香清。预恐芳菲尽，微吟绕砌行。"（宋代朱熹《茉莉》）茉莉叶味辛、微苦，性温，归肺、胃经，具有疏风解表、消肿止痛、解毒的功效，用于外感发热、泻痢腹胀、脚气肿痛、毒虫螫伤的治疗。

茉莉花根　"玉骨冰肌耐暑天，移根远自过江船。山塘日日花城市，园客家家雪满田。"（清代陈学洙《茉莉》）茉莉根性味苦、热，有毒，归肝经，具有止痛的功效，用于跌打损伤、龋齿疼痛、头痛、失眠的治疗。茉莉根研末，用熟鸡蛋黄调匀后塞入龋齿，可治疗龋齿疼痛；茉莉根1克、川芎根3克研细末，酒冲服，可治疗外伤引起的剧烈疼痛。茉莉根有毒，具有中枢抑制和心脏抑制作用，故使用时一定要谨慎。

紫茉莉也可入药

紫茉莉是紫茉莉科紫茉莉属植物，是一种常见的观赏花卉，也在夏季开花。紫茉莉果实形似地雷，故又名地雷花。紫茉莉的果实中有白色粉质，古代常用其制成女性梳妆用的"粉"，用以代替有毒的铅粉，故又称其为胭脂花、粉团花、水粉子花。《红楼梦》中宝玉让平儿使用紫茉莉种子制成的粉，但见其粉"轻白红香，四样俱美，扑在面上也容易匀净，且能润泽，不像别的粉涩滞"。

紫茉莉花的花朵形如小喇叭，花色绚丽，有紫红、黄、白等多种颜色，但香味不及茉莉。乾隆皇帝描写紫茉莉花说："艳葩繁叶护苔墙，茉莉应输时世妆。独有一般怀慊防，谁知衣紫反无香。"吴敬梓《惜红衣》词描写紫茉莉花说："平康巷陌，佩解罗囊，红蕤枕相藉。奇葩恰许掩冉，芸窗北。"除观赏外，紫茉莉的根、叶、果实、花均可入药。

紫茉莉根味甘、淡，性微寒，归膀胱经，具有清热利湿、解毒活血的功效，用于热淋、白浊、水肿、赤白带下、关节肿痛、痈疮肿毒、乳痈、跌打损伤的治疗。

紫茉莉叶味甘、淡，性微寒，归肺、胃经，具有清热解毒、祛风渗湿、活血的功效，用于痈肿疮毒、疥癣、跌打损伤的治疗。

紫茉莉子味甘，性微寒，归肺、胃经，具有清热化斑、利湿解毒的功效，用于面生斑痣、脓疱疮的治疗。

紫茉莉花味微甘，性凉，具有润肺、凉血的功效，用于咯血的治疗。

"茉莉独立幽更佳，龙涎避香雪避花。朝来无热夜凉甚，急遣山童问花信。"（宋代杨万里《送茉莉花与庆长》）炎夏时节，观赏一下淡雅清香的茉莉花，读一点关于茉莉花的诗词，了解一点关于茉莉花的中医药知识，也有清凉之感。

17 ｜ 斗鸡回来话鸡药

莺啼人起，花露真珠洒。

白苎衫，青骢马。

绣陌相将，斗鸡寒食下。

回廊暝色愔愔，应是待、归来也。

月渐高，门犹亚。

冈剔银缸，漏声初入夜。

　　这首《斗鸡回》是宋代词人杜龙沙的作品，描写寒食节斗鸡及归来的场景。斗鸡是古代富贵人家子弟最喜欢的游戏之一，《斗鸡回》调名本意即是吟咏斗鸡。

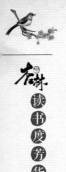

鸡鸣胶胶唱诗韵

《诗经》中关于鸡的诗是日常生活的写照，有着普通人的温馨和浪漫，但又往往寓含着深刻的政治含义，用于讽喻朝政、规劝君王，如《王风·君子于役》"鸡栖于埘，日之夕矣，羊牛下来"。在后世诗词之中，鸡具有丰富的文化含义。鸡能报晓，常被用以形容东方破晓、长夜结束。如李贺《致酒行》："我有迷魂招不得，雄鸡一声天下白。"毛泽东《浣溪沙》："一唱雄鸡天下白，万方乐奏有于阗，诗人兴会更无前。"祖逖闻鸡起舞，苦练功夫，报效国家。因此，诗人们常用鸡鸣自我激励。如颜真卿《劝学诗》："三更灯火五更鸡，正是男儿读书时。黑发不知勤学早，白首方悔读书迟。"诗人也常用鸡来表现恬淡的田园生活，如陶渊明《归园田居》"狗吠深巷中，鸡鸣桑树颠"。

此外，诗词中的鸡还有许多含义。一是用黄鸡比喻时光流逝，如苏轼《浣溪沙》"谁道人生无再少？门前流水尚能西。休将白发唱黄鸡"。二是用鸡鸣表现欢情之促，如六朝民歌《读曲歌》"打杀长鸣鸡，弹去乌臼鸟。愿得连冥不复曙，一年都一晓"。三是用鸡鸣刻画羁旅之愁，如温庭筠《商山早行》"鸡声茅店月，人迹板桥霜"。四是用鸡鸣叹美梦之逝，如吕渭老《生查子》"别来秋夜长，梦到金屏近。肠断一声鸡，残月悬朝镜"。五是用鸡饭表达朋友之谊，如陆游《游山西村》"莫笑农家腊酒浑，丰年留客足鸡豚"。

"小奴缚鸡向市卖，鸡被缚急相喧争。家中厌鸡食虫蚁，不知鸡卖还遭烹。"（杜甫《缚鸡行》）鸡不但具有丰富的文化意象，也是人们餐桌上的美味佳肴，而且其身体多部位均可入药。

健胃消食鸡内金

"纪德名标五，初鸣度必三。殊方听有异，失次晓无惭。问俗人情似，充庖尔辈堪。气交亭育际，巫峡漏司南。"（杜甫《鸡》）鸡内金又名鸡肫胵、里黄皮、化石胆、化骨胆等，是常用的消食类中药，味甘、性平，归脾、胃、肾、膀胱经，有健脾消食、涩精止遗、通淋化石的功效，用于消化不良、饮食积滞、呕吐反胃、泄泻下痢、小儿疳积、遗精、遗尿、小便频数、泌尿系结石及胆结石、癥瘕经闭、喉痹乳蛾、牙疳口疮的治疗。现代研究表明，鸡内金含胃蛋白酶、角蛋白等，具有刺激胃肠运动、促进消化功能、抗动脉粥样硬化等药理作用。

"羽短笼深不得飞，久留宁为稻粱肥。胶胶风雨鸣何苦，满室高眠正掩扉。"（宋代司马光《鸡》）鸡内金消食作用较强，并有健脾作用，故广泛应用于米、面、薯、芋、乳、肉等引起的食积证。鸡内金既能直接促进食积消化，又健运脾胃以防食积，故对食积兼脾虚者尤其适用。

"买得晨鸡共鸡语，常时不用等闲鸣。深山月黑风雨夜，欲近晓天啼一声。"（唐代崔道融《鸡》）鸡内金可固精缩尿、涩精止遗，单味炒焦研末，温酒送服可治疗男科遗精；鸡内金配伍菟丝子、桑螵蛸、覆盆子等可治疗遗尿。

"金距花冠傍舍栖，清晨相叫一声齐。开关自有冯

生计，不必天明待汝啼。"（唐代汪遵《鸡鸣曲》）
鸡内金有化坚消石及通淋之功，配伍金钱草、虎
杖等可治疗砂淋、石淋或胆结石。鸡内金炒炭研
末，外敷可治疗口疮。《青囊杂纂》载，鸡肫黄皮
勿洗，阴干烧末，用竹管吹之，可治疗喉闭、乳
蛾（相当于西医的咽炎和急性扁桃体炎）。

鸡内金是鸡砂囊的内壁，鸡嗉（连接食管和
胃的部分）是鸡嗉囊，常有混淆者。鸡嗉味甘、
性平，归肺、肾、膀胱经，具有调气、解毒的功
效，用于噎膈、小便不禁、发背（指痈疽生于脊
背部位）的治疗。

鸡药入方贵千金

鸡肉和鸡血　"养鸡纵鸡食，鸡肥乃烹之。主
人计固佳，不可与鸡知。"（清代袁枚《鸡》）鸡
肉味甘、性温，归脾、胃经，具有温中益气、补
精填髓的功效，用于虚劳羸瘦、病后体虚、食少
纳呆、反胃、腹泻下痢、消渴、水肿、小便频数、

崩漏带下、产后乳少的治疗。鸡血味咸、性平,归肝、心经,具有祛风、活血、通络、解毒的功效,用于小儿惊风、口面㖞斜、目赤流泪、舌胀、腹痛、瘘痹、跌打骨折、痘疮不透、妇女下血不止、痈疽疮癣、毒虫咬伤的治疗。

鸡头、鸡脑和鸡翮羽 "头上红冠不用裁,满身雪白走将来。平生不敢轻言语,一叫千门万户开。"(明代唐寅《画鸡》)鸡头味甘、性温,归肝、肾经,具有补益肝肾、宣阳通络的功效,用于小儿痘浆不起、时疹疮毒等的治疗。鸡脑味甘、性平,归心、肝经,具有止痉息风的功效,用于小儿惊痫、夜啼、妇人难产的治疗。鸡翮羽即鸡的翅羽,味甘、性温,归肝、肾经,具有破瘀、消肿、祛风的功效,用于血闭、痈疽、骨鲠、产后小便不禁、小儿遗尿、皮肤瘙痒的治疗。

鸡肠、鸡肝和鸡胆 "严徐长卿误推挽,老年挥翰天子苑。送车陆续随子返,坐听城鸡肠宛转。"(王安石《既别羊王二君与同官会饮于城南因成一篇追寄》)鸡肠味甘、性平,归肾经,具有益肾、固精、止遗的功效,用于遗尿、小便频数、失禁、遗精、白浊、痔漏、消渴的治疗。鸡肝味甘、性温，归肝、肾、脾经，具有补肝肾、明目、消疳、杀虫的功效，用于肝虚目暗、目翳、夜盲、小儿疳积、妊娠胎漏、小儿遗尿、妇人阴蚀的治疗。鸡胆味苦、性寒，归肝经，具有清热解毒、祛痰止咳、明目的功效，用于百日咳、慢性支气管炎、中耳炎、小儿菌痢、砂淋、目赤流泪、翳障、耳后湿疮、痔疮的治疗。

鸡蛋各部　"吾家有鸡母，乘春数子生。生来逾六旬，互觉羽翼成。其母且再卵，逐之使离散。众雏既不来，一子独恋恋。"（宋代李觏《惜鸡诗》）鸡子味甘、性平，归肺、脾、胃经，具有滋阴润燥、养血安胎的功效；鸡子白味甘、性凉，归肺、脾经，具有润肺利咽、清热解毒的功效；鸡子黄味甘、性平，归心、肾、脾经，具有滋阴润燥、养血息风的功效；鸡子壳味淡、性平，归胃、肾经，具有制酸、止痛、壮骨、明目的功效；凤凰衣即蛋壳内的卵膜，味甘、淡，性平，归脾、胃、肺经，具有养阴清肺、敛疮、消翳、接骨的功效；鸡子黄油又名蛋黄油，味甘、性平，归脾

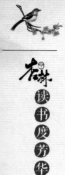

经，具有消肿解毒、敛疮生肌的功效。

雄鸡口涎和鸡屎白 "朱冠金距彩毛身，昧爽高声已报晨。作瑞莫惭先贡楚，擅场须信独推秦。"（唐代刘兼《晨鸡》）雄鸡口涎味咸、性寒，归心、肾经，具有解虫毒的功效，外涂可治疗蜈蚣咬伤、蝎蜇伤。鸡屎白味苦、咸，性凉，归膀胱经，具有利水、泄热、祛风、解毒的功效，用于臌胀积聚、黄疸、淋证、风痹、破伤中风、筋脉挛急的治疗。

"名参十二宿，花入羽毛深。守信能朝日，鸡鸣送晓阳。峨冠装瑞玉，利爪削黄金。徒有稻粱感，何由报德音。"（唐代李寅《鸡》）鸡有文、武、勇、仁、信五德，如果加上其医药功效，则仁德更著，五德益彰。

18 | 香榧巧生西施眼，沉鱼化作西施舌

一曲新词酒一杯，

去年天气旧亭台。

夕阳西下几时回？

无可奈何花落去，

似曾相识燕归来。

小园香径独徘徊。

这首《浣溪沙》是晏殊的代表作。亭台依旧、夕阳西下、春残花落、家燕归来，司空见惯的意象中，抒发了作者悼惜残春之情，表达了时光易逝，难以追挽的伤感，充满了哲理意味。《浣溪沙》原为唐代教坊曲名，本意为越国美女西施浣纱的溪水。据南朝宋孔灵符《会稽记》载："勾践索美女以献吴王，得诸暨罗山卖薪女西施、郑旦，先教习于土城山。山边有石，云是西施浣纱石。"西施是我国

古代四大美女之一，她天生丽质，秀美出众，是美的化身和代名词。西施忍辱负重、以身许国的故事更为百代传唱。有两味中药，一名榧子，一名西施舌，与西施有着不解之缘。

榧子

"彼美玉山果，粲为金盘实；瘴雾脱蛮溪，清樽奉佳客。客行何以赠？一语当加璧；祝君如此果，德膏以自泽。驱禳三彭仇，已我心腹疾；愿君如此木，凛凛傲霜雪。斫为君倚几，滑净不容削；物微兴不浅，此赠毋轻掷。"苏轼送别郑户曹时，写下了这首《送郑户曹赋席上果得榧子》。在诗中，苏轼劝勉郑户曹如榧子一样既有济世功用（美味脍口，去三虫、行荣卫、疗治心腹之疾），不使恶人进道，勿以善者退志，又要像挺立的榧树，无惧风雪，不怕挫折。在苏轼的笔下，榧子既美味可口，又可治疗疾病，榧树还具有"凛凛傲霜雪"的品质。如此尤物，还和美女西施有一段故事呢！

相传，在将西施送到吴国之前，越王勾践对西施和郑旦进行培训，培训结束后，对她俩进行考核，考核的题目是如何将榧子打开。结果，郑旦将榧子打得粉碎，而西施找到榧子壳上的两个突兀点，用手指微微一按，壳子就开了。后来人们把榧子上的两个突兀点叫作"西施眼"。由于按住"西施眼"翻开榧子时，会发出清脆的响声，所以俗称"打榧子"。在《红楼梦》第二十六回中，贾宝玉去潇湘馆找林黛玉，看见林黛玉在念情诗、伸懒腰，就笑道："给你个榧子吃，我都听见了。"

在文学作品中频频出现的榧子，为红豆杉科榧树属植物榧的果实，榧子营养丰富，含53.4%的脂肪油，其中不饱和脂肪酸含量高达74.9%；榧子味道甘美，有一种特殊的香气。南宋诗人何坦曾写诗称赞榧子的美味和养生作用："味甘宣郡蜂雏蜜，韵胜雍城骆乳酥。一点生春流齿颊，十年飞梦绕江湖。银甲弹开香粉坠，金盘堆起乳花圆。乞君东阁长生供，寿我北堂难老仙。"

除食用外，榧子还是常用的中药，又名彼子、榧实、柀子、玉山果、赤果、玉榧、香榧、野杉子，性味甘、涩、平，归大肠、胃、肺经，具有杀虫消积、润燥止咳的功效，用于肠道寄生虫病、小儿疳积、肺燥咳嗽、肠燥便秘、痔疮的治疗。《神农本草经》记载："（榧子）主腹中邪气，去三虫，蛇螫。"《食疗本草》说："（榧子）令人能食，消谷，助筋骨，行营卫，明目。"榧子中所含的大量榧子油，能有效地驱除肠道中绦虫、钩虫、蛲虫、蛔虫、姜片虫等各种寄生虫，具有杀虫而不伤人体正气的特点，是有效的天然驱虫食品。同时，榧子中所含的脂肪油气味微香略甜，能帮助脂溶性维生素的吸收，改善胃肠道功能状态，起到增进食欲，健脾益气，消积化谷的作用。故苏轼在诗中说："驱攘三彭仇，已我心腹疾。"此外，榧子中的脂肪油还具有润肺、止咳、祛痰及润肠通便的作用。《本草再新》说榧子可以"治肺火，健脾土，补气化痰，止咳嗽，定咳喘，去瘀生新"。但榧子所含脂肪油较多，易滑肠，故脾虚泄泻及肠滑大便不实者慎服。

榧树的球花（榧花）、枝叶（榧枝叶）、根皮（榧根皮）也可入药。榧花性味苦、平，归胃、大肠经，具有利水杀虫的功效，6～9克煎汤，可治疗水气肿满、蛔虫病。榧枝叶具有祛风除湿的功效，煎汤外洗可治疗风湿疮毒。榧根皮性味甘、温，归脾、大肠经，具有祛风除湿的功效，9 ~ 15 克煎汤内服，可治疗风湿肿痛。

蛤蜊

"海上凡鱼不识名，百千生命一杯羹。无端更号西施舌，重与儿童起妄情。"宋代诗人吕居仁这首《西施舌》诗的背后，还有一个更加凄婉动人的故事：越王勾践借助西施之力消灭吴国之后，想接西施回国，但勾践的王后却害怕西施回国后会受到勾践宠幸，进而威胁到自己的地位，便偷偷命人将西施绑在一块巨石上面，沉到江底溺死。西施死后冤魂不散，化为一种蛤蜊属动物，期待有人找到她，她便吐出丁香小舌，尽诉冤情。南宋诗人王十朋曾吟咏此事说："吴王无处可招魂，唯有西施舌尚存。曾共君王醉长夜，至今犹得奉芳尊。"

西施舌外表美丽白皙，肉质嫩滑细润，弹劲饱满，肥而不濡，乍触那玉舌，令人神魂发飘，被誉为"海珍之首"。西施舌营养丰富，粗蛋白含量达

11.2%，含有 18 种氨基酸，其中富含人体所需的 8 种必需氨基酸。《本草纲目拾遗》称："介属之美，无过西施舌。"清人张焘在《津门杂记》诗中说："灯火楼台一望开，放怀那惜倒金田。朝来饱啖西施舌，不负津门鼓棹来。"郑板桥在《潍县竹枝词》中写道："大鱼买去送财东，巨口银鳞晓市空。更有诸城来美味，西施舌进玉盘中。"梁实秋先生品尝西施舌说："一碗清汤，浮着一层尖尖的白白的东西，初不知何物，主人曰西施舌，含在口中有滑嫩柔软的感觉，尝试之下果然名不虚传。"

西施舌为蛤蜊科蛤蜊属动物，又名车蛤、沙蛤、土匙，以肉入药，含蛤蜊素 A、蛤蜊素 B 等成分。西施舌性味甘、咸、平，归肝经，具有滋阴养血、清热凉肝的作用，用于肝肾阴虚、腰膝酸重、目赤、消渴的治疗。《本草从新》记载西施舌能"补阴，益精，润脏腑，止烦渴"，《随息居饮食谱》认为西施舌能"开胃，滋阴，养心，清热，息风，凉肝，明目"。

"朝为越溪女，暮作吴宫妃。"西施跌宕起伏的身世，曾引起多少人的叹惋，和西施相关的中药，也有着浓厚的文化氛围。

药房召开龙山会，
龙药入方亨利贞

石径幽云冷，步障深深，艳锦青红亚。

小桥和梦过，仙佩杳、烟水茫茫城下。

何处不秋阴，问谁借、东风艳冶。

最娇娆，愁侵醉颊，泪绡红洒。

摇落翠莽平沙，竞挽斜阳，驻短亭车马。

晓妆羞未堕。

沈恨起、金谷魂飞深夜。

惊雁落清歌，醉花倩、鸱船快泻。

去未舍。待月向、井梧梢上挂。

这首《龙山会》是宋代词人吴文英的作品，描写秋季观赏芙蓉花的情形。据《晋书·孟嘉传》载，东晋桓温在龙山大宴幕僚，其

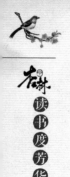
间孟嘉起身如厕，风吹帽落不觉。桓温密令孙盛作文嘲笑，孟嘉回来，写了一篇文章作答，四座莫不叹服其文辞华美。后来，"龙山会"成为文人雅士宴集的代称。

龙是中华民族的图腾，人们常用龙形容杰出的人物，如凤表龙姿、望子成龙、乘龙快婿等。在煮酒论英雄故事中，曹操以龙比喻天下英雄，说"方今春深，龙乘时变化，犹人得志而纵横四海。龙之为物，可比世之英雄"。许多药效良好的中药，也以龙命名，如龙齿、龙胆、龙骨、龙眼肉等。

见龙在田话地龙

蚯蚓入药，被称为地龙。《本草纲目》载："术家言蚓可兴云，又知阴晴，故有土龙、龙子之名。"还有一个传说：宋太祖赵匡胤得了缠腰龙（带状疱疹），民间医生用蜂糖将活蚯蚓溶化，以溶液外涂，将疾病治好。赵匡胤问药物名称，医生以地龙作答，名称由此而来。

"日月中天转，人间几度秋。长鸣如有恨，幽抱本无求。偃蹇忘三窟，逍遥藉一丘。浮生能自遣，何地不瀛洲。"（明代庞尚鹏《蚯蚓吟》）地龙是常用的息风止痉类中药，味咸，性寒，归肝、脾、膀胱经，具有清热止痉、平肝息风、通经活络、平喘利尿的功效，用于热病发热狂躁、惊痫抽搐、肝阳头痛、中风偏瘫、风湿痹痛、肺热喘咳、小便不通的治疗。《本草纲目》载："蚯蚓，性寒而下行，性寒故能解诸热疾，下行故能利小便、治足疾而通经络也。"

"夏夜雨欲作，傍砌蚯蚓吟。念尔无筋骨，也应天地心。"（唐代卢仝《夏夜闻蚯蚓吟》）地龙性寒，善于清热息风、定惊止痉，用于热极生风所致的神昏谵语、痉挛抽搐，以及小儿惊风、癫狂。地龙配伍钩藤、牛黄、全蝎等，可治疗温热病热极生风、神昏、痉挛抽搐；地龙研烂，与朱砂共为丸服，可治疗小儿惊风、高热、惊厥抽搐；单用鲜品，同盐化为水，饮服，可治疗狂躁癫痫。

"退闲时有宾留刺，挛痹难为长折枝。蚓窍声微羞入社，鸦涂札恶懒临池。"（宋代刘克庄《再和》）地龙性善走窜，长于通行经络，用于多种原因引起的经络阻滞、血脉不畅、关节痹痛、肢体麻木。地龙配伍防己、秦艽、忍冬藤等，可治疗关节红肿疼痛、屈伸不利之热痹；配伍川乌、草乌、天南星等，可治疗风寒湿痹，肢体关节麻木、疼痛、屈伸不利，如小活络丹；配伍黄芪、当归、川芎等，可治疗气虚血滞，中风后半身不遂、口眼㖞斜等症，如补阳还五汤。

"草光叶润亦清佳，翠里生香不是花。一事说来人不信，蕨长如树蚓如蛇。"（宋代杨万里《绝句》）地龙性寒降泄，长于清肺平喘，用治邪热壅肺，肺失肃降之喘息不止，喉中哮鸣有声，可单用研末内服，或配伍麻黄、苦杏仁、黄芩等使用，亦可用鲜品水煎去渣后，加冰糖熬膏冲服。

"拂拂春郊起绿烟，群农日日望岂年。龙移海去遗天漏，蚓得泥深乐地穿。"（宋代王令《和人久雨》）地龙咸寒走下入肾，能清热结、利水道，配伍泽泻、木通、芦根等，可治疗湿热水肿；单用或配伍车前子、滑石、萹蓄等，可治疗热结膀胱、小便不利或尿闭不通。

龙跃于渊话海龙

"大海龙宫无限地，诸天雁塔几多层。漫夸鹙子真罗汉，不会牛车是上乘。"（唐代李商隐《题白石莲花寄楚公》）在我国的神话故事中，大海是龙的故乡，其中有四海龙王，统率无数虾兵蟹将，管理海洋中的生灵，人间的旱涝。现实中的大海虽无蛟龙存在，却广泛分布着海龙科动物。海龙科动物具有全体被膜质骨片、鳃呈丛簇圆叶状、无腹鳍、尾细长等特点，虽无食用价值，却大多是名贵的中药材。比如，著名的补虚药物海马，就是海龙科动物。

"四海龙蛇寒食后，六陵风雨大江东。英雄几夜乾坤博，忠孝传家俎豆同。"（明代徐渭《岳坟》）中药海龙又名水雁，为海龙科动物刁海龙、拟海龙、尖海龙等多种海龙的干燥全体或除去皮膜及内脏的全体。海龙也是常用的补虚类中药，味甘、咸，性温，归肝、肾经，具有补肾壮阳、散结消肿的功效，用于阳痿、遗精、不育、肾虚作喘、癥瘕积聚、瘰疬瘿瘤、跌打损伤、痈肿疗疮的治疗。《本草纲目拾遗》载："（海龙）功倍海马，催生尤捷效。"《现代实用中药》载："（海龙）为强壮药，有兴奋作用，能催进性欲。用于老人及衰弱者之精神衰惫。治腹痛；并治妇人临产阵缩微弱，有催生之效。"

"真相有无因色界，化城兴灭在莲基。好令沧海龙宫子，长护金人旧浴池。"（唐代李绅《龙宫寺》）海龙具有温肾壮阳作用，配伍菟丝子可治疗肾虚阳痿、遗精、不育等。海龙温肾而治喘，胡桃仁温肺而止咳，两者相伍，可治疗肾不纳气之虚喘；海龙能软坚散结消肿，水蛭能活血化瘀，两药同用可治疗癥瘕积聚；海龙配伍冬菇、紫菜、大枣可治疗瘰疬（慢性淋巴结炎、淋巴结核）、瘿瘤（单纯性甲状腺肿）；海龙对子宫有兴奋作用，作用温和而持久，不易引起强烈收缩，单味煮水冲入黄酒温服，可治疗子宫收缩无力而难产。

龙飞在天话天龙

蜈蚣入药，又被称为天龙。蜈蚣是"五毒"之一，古人认为其能制服蛇。《本草纲目》转引《淮南子》说：

"腾蛇游雾而殂于蝍蛆。蝍蛆，蜈蚣也，性能制蛇，见大蛇，便缘上啖其脑。"在鲁迅的《从百草园到三味书屋》中，通过长妈妈的口，讲述了蜈蚣制服美女蛇的故事：一个读书人在古庙里读书，被美女蛇所迷，却被老和尚识破机关，于是给他一个盒子破解，"他正抖作一团时，却听得豁的一声，一道金光从枕边飞出，外面便什么声音也没有了，那金光也就飞回来，敛在盒子里。后来呢？后来，老和尚说，这是飞蜈蚣，它能吸蛇的脑髓，美女蛇就被它治死了。"宋代诗僧释文珦《听说南中蟒事》诗中所描绘的，与鲁迅文中相似："蟒身漆黑蟒首红，蟒来动地起狂风。惭愧蜑巫能制蟒，床头开柙放蜈蚣。"

古人神话蜈蚣的故事很多。《酉阳杂俎》载："绥定县蜈蚣，大者能以气吸蛇及蜥蜴，相去三四尺，骨肉自消。"《南越志》载："南方晋安有山出蜈蚣，大者长丈余，能啖牛。"《西游记》中的蜈蚣精号为百眼魔君，肋下长有一千只眼睛，金光四射，孙悟空也近他不得。

传说中的蜈蚣虽然厉害，却也符合相生相克之理，古人认为蜈蚣能制龙、蛇、蜥蜴，而畏蛤蟆、蛞蝓、蜘蛛。苏轼《虾蟆》诗讲述的正是这个道理："瞋目知谁瞑，皤腹空自胀。慎勿困蜈蚣，饥蛇不汝放。"

"楞伽海中山，迥出霄汉上。中有不死庭，天龙尽回自。"（宋代王安石《化城阁》）蜈蚣也是常用的息风止痉类中药，味辛，性温，有毒，归肝经，具有祛风止痉、通络止痛、攻毒散结的功效，用于惊风、癫痫、痉挛抽搐、中风口㖞、破伤风、风湿顽痹、偏正头痛、毒蛇咬伤、疮疡、瘰疬的治疗。《本草纲目》载："（蜈蚣）治小儿惊厥风搐，脐风口噤，丹毒，秃疮，瘰疬，便毒，痔漏，蛇伤。"《医学衷中参西录》载："蜈蚣，走窜之力最速，内而脏腑，外而经络，凡气血凝聚之处皆能开之。性有微毒，而转善解毒，凡一切疮疡诸毒皆能消之。其性尤善搜风，内治肝风萌动，癫痫眩晕，抽掣瘛疭，小儿脐风；外治经络中风，口眼㖞斜，手足麻木。为其性能制蛇，故又治蛇症及蛇咬中毒。"

"一夕雨沉沉，哀猿万木阴。天龙来护法，长老密看心。"（唐代严维《宿法华寺》）蜈蚣辛温，性善走窜，通达内外，常和全蝎相须为用，治疗多种原因引起的痉挛抽搐；配伍全蝎、钩藤、僵蚕等可治疗小儿撮口、手足抽搐；配伍天南星、防风等，可治疗破伤风、角弓反张。

"历劫如何报佛恩，尘尘文字以为门。遥知法会灵山在，八部天龙礼我言。"（清代龚自珍《己亥杂诗》之八一）蜈蚣有毒，能以毒攻毒，味辛又能散结，同雄黄、猪胆汁配伍制膏，外敷治恶疮肿毒，如不二散；蜈蚣与茶叶共为细末，外敷治瘰疬溃烂；单用或配伍黄连、大黄、生甘草等，可治毒蛇咬伤。

"升天旧说有神龙，今睹蜿蜒在目中。莫道已腾霄汉了，愿施霖雨作年丰。"（宋代姚勉《宿珠桥见龙上天》）蜈蚣有较强的搜风、通络止痛作用，配伍独活、威灵仙、川乌等，可治疗风湿顽痹；配伍天麻、川芎、白僵蚕等，可治疗久治不愈之顽固性头痛或偏正头痛。

《易经》乾卦以龙为喻，有元亨利贞的意思。地龙、海龙、蜈蚣三味中药，与乾卦爻辞相应，运用得当，也可使人元亨利贞。

20 | 丹青空惹昭君怨，
落雁惊睹明妃颜

谁作桓伊三弄，

惊破绿窗幽梦？

新月与愁烟，满江天。

欲去又还不去，

明日落花飞絮。

飞絮送行舟，水东流。

　　这首《昭君怨》是苏轼的作品，全词景色凄迷，离思缠绵，渲染出离愁别绪。相传古琴曲《昭君怨》为明妃所作，后演变为词牌。《西京杂记》载，汉元帝因后宫女子众多，命画工画出图像，看图召见。宫人都贿赂画工，独王昭君不肯，因此她的像被画得最差，不得被召见。后代诗人多有吟咏其事者，如刘长卿《王昭君歌》"自矜娇艳色，不顾丹青人"，王安石《明妃曲》"归来却怪丹青手，入眼

156

平生几曾有"。

我国古代绘画常用朱红色和青色，故以丹青代称绘画。丹青中的丹指丹砂，又名朱砂，是重镇安神类常用中药；青有数种，也都是常用中药。

朱砂清心镇惊良

朱砂是一种历史悠久的无机颜料，殷商时期把朱砂磨成粉末涂嵌在甲骨文上，是为"涂朱甲骨"；古代皇帝用朱砂粉调成墨水批阅奏章，是为"朱批"。朱砂主要成分为硫化汞，韩愈在《进学解》中说"玉札丹砂，赤箭青芝，牛溲马勃，败鼓之皮，俱收并蓄，待用无遗者，医师之良也"，其中的丹砂指的就是朱砂。

"宜州丹砂岩旸谷，不比辰溪攒箭镞。素霓深抱赤城霞，斩独半染于阗玉。海日下照珊瑚红，化为姹女金芙蓉。一从孽华分禹璞，犹有绛气埋云峰。"（宋代高似孙《丹砂歌谢胡史君惠砂床》）朱砂又名丹砂、真朱、辰砂，性味甘、凉，有毒，归心、脾、肺、肾经，具有清心安神、定惊、解毒、明目的功效，用于癫狂、惊悸、心烦、失眠、眩晕、目昏、疮疡肿毒的治疗。朱砂产于贵州、湖南、四川等地，传统以产于辰州（湖南沅陵）者为道地药材，称为辰砂。

"玉札丹砂宝易知，蜣螂苏合粗摰斋。国医本草加繁悉，异域琛夹献麝犀。"（宋代苏籀《药褚吟一绝》）朱砂微寒降火，质重镇怯，既能清心经实火，又能镇惊安神。但朱砂有毒，须在医师指导下使用，入药不宜火煅。

青有数种皆入药

青是古代绘画中最常用的颜色之一，古人绘画用的青色颜料有空青、扁青、曾青等，也皆可入药。

空青　"空青珍莫采，帝珠净无瑕。水波远涵竹，霄影浮副瓜。"（宋代舒岳祥《谢达善见惠碧桃古体》）空青又名杨柳青，为碳酸盐类孔雀石族矿物蓝铜矿成球形或中空者。由于生成条件特殊，空青极不容易见到，是一种罕见的奇特矿石。《神农本草经》将空青列为上品，称其"主青盲，耳聋，明目，利九窍，通血脉，养精神"。陶弘景说："诸石药中唯此最贵，医方乃稀用之，而多充画色，殊为可惜。"

扁青　"清池澡沐端溪石，素壁彰施洛社图。帝赐后村奎画在，作堂安用扁青涂。"（宋代刘克庄《四和》）扁青又名白青、碧青、石青、大青、鱼目青，为碳酸盐类孔雀石族矿物蓝铜矿的矿石。李时珍说："绘画家用之（扁青），其色青翠不渝，俗呼为大青，楚、蜀诸处亦有之。"《神农本草经》将扁青列为上品，称其"主目痛，明目，折跌，痈肿，金疮不瘳。破积聚，解毒气，利精神"。扁青味酸、咸，性平，有毒，归肝经，具有吐风痰、明目、益精、消瘕、解毒的功效，用于癫痫、惊风、目翳、男子不育、瘕瘕、痈肿的治疗。《瑞竹堂经验方》化痰丸由石青、石绿等制成，用于顽痰不化的治疗。扁青有毒，内服宜慎，不宜多服久服。

曾青　"闻君写真图，岛屿备萦回。石黛刷幽草，曾青泽古苔。"（李白《求崔山人百丈崖瀑布图》）曾青又名朴青、层青等，为碳酸盐类孔雀石族蓝铜矿的矿石成层状者，也可用来绘画。《神农本草经》将曾青列为上品，载其"主目痛，止泪出，风痹。利关节，通九窍，破癥坚积聚"。《名医别录》载其"养肝胆，除寒热，杀白虫，疗头风，脑中寒，止烦渴，补不足，盛阴气"。曾青味酸，性寒，有小毒，归肝经，具有凉肝明目、祛风定惊的功效，用于目赤疼痛、涩痒、眵多赤烂、头风、惊痫、风痹的治疗。曾青有小毒，内服宜慎，不宜多服久服。

雁肉雁肪亦入药

"合殿恩中绝，交河使渐稀。肝肠辞玉辇，形影向金微。汉地草应绿，胡庭沙正飞。愿逐三秋雁，年年一度归。"（唐代卢照邻《昭君怨》）相传王昭君离别汉宫登程北去，一路上黄沙滚滚、马嘶雁鸣，使其心绪难平，遂于马上弹奏《琵琶怨》。声音凄婉悦耳，使南飞的大雁忘记了摆动翅膀，纷纷跌落于平沙之上，从此"落雁"便成了王昭君的雅称。

古人认为雁为德禽，李时珍总结其有信、礼、节、智四种美德："寒则自北而南，止于衡阳，热则自南而北，归于雁门，其信也；飞则有序而前鸣后和，其礼也；失偶不再配，其节也；夜则群宿而一奴巡警，昼则衔芦以避缯缴，其智也。"

"孤雁不饮啄，飞鸣声念群。谁怜一片影，相失万重云。"（杜甫《孤雁》）在中国，往往将雁属动物白额雁、鸿雁统称为雁，这两种动物的肉和脂肪均可入药，分别名为雁肉和雁肪。雁肉性味甘、平，归肺、肝、肾经，具有祛风、舒筋壮骨的功效，用于诸风麻木不仁、筋脉拘挛、半身不遂的治疗。雁肪性味甘、平，归心、肝、胃经，具有益气补虚、活血舒筋的功效，用于中风偏枯、手足拘挛、腰脚痿弱、耳聋、脱发、结热胸痞、疮痛肿毒的治疗。雁虽可入药，但古人却不轻易使用。寇宗奭《本草衍义》曰："雁肪，人多不食者，谓其知阴阳之升降，分长少之行序。"

"不把黄金买画工，进身羞与自媒同。始知绝代佳人意，即有千秋国士风。环佩几曾归夜月，琵琶唯许托宾鸿。天心特为留青冢，春草年年似汉宫。"（清代吴雯《明妃》）王昭君一生的命运和丹青、鸿雁密切相关，古代诗人也多从这两方面吟咏。丹青和鸿雁，其实也是良好的药材。

21 | 豆蔻年华嚲人娇，
脾胃健旺更妖娆

白发苍颜，正是维摩境界。

空方丈、散花何碍。

朱唇箸点，更髻鬟生彩。

这些个，千生万生只在。

好事心肠，著人情态。

闲窗下、敛云凝黛。

明朝端午，待学纫兰为佩。

寻一首好诗，要书裙带。

这首《嚲人娇》是苏轼的作品，描写侍妾朝云的美丽端庄和美好心肠，表达对她的深厚感情。《嚲人娇》调名本意即咏女子软柔缠人的娇态，古人常用豆蔻年华形容青春美丽的少女，《嚲人娇》吟咏的，正是豆蔻年华的女子。

豆蔻入诗情意绵

豆蔻是诗词中的常见意象，常用其形容美丽娉婷的少女。有人认为女子美丽而且少未经事，恰如早春枝头含苞未放的豆蔻花，故而以之相比，如宋代谢逸《蝶恋花》"豆蔻梢头春色浅。新试纱衣，拂袖东风软"。古人还常用豆蔻象征男女间的相思之意，如俞国宝《卜算子》"豆蔻花开信不来，尘满金钗股"。其次用豆蔻象征朋友间的相思之意，如皮日休《寄琼州杨舍人》"清斋净溲桃榔面，远信闲封豆蔻花"。还有通过豆蔻抒发羁旅之愁，如皇甫松《浪淘沙》"蛮歌豆蔻北人愁，松雨蒲风野艇秋"。

化湿行气白豆蔻

"宜州样子可圆形，白蔻辛温炒更馨。驱尽疟邪寒复暖，解将酒毒醉还醒。疏肝可令翳无障，开胃何愁食有停。须记产余常呃逆，丁香加入用偏灵。"（清代赵

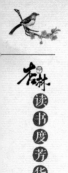

瑾叔《白豆蔻》）白豆蔻为姜科豆蔻属植物白豆蔻和爪哇白豆蔻的成熟果实，又名多骨、壳蔻、白蔻、圆豆蔻等。《本草纲目拾遗》载："白豆蔻，其草形如芭蕉，叶似杜若，长八九尺而光滑，冬夏不雕；花浅黄色；子作朵如葡萄，初出微青，熟则变白。"白豆蔻是常用的化湿类中药，味辛，性温，归肺、脾、胃经，具有化湿行气、温中止呕、开胃消食的功效，用于湿阻气滞、脾胃不和、脘腹胀满、不思饮食、湿温初起、胸闷不饥、胃寒呕吐、食积不消的治疗。

"病起萧萧两鬓华，卧看残月上窗纱。豆蔻连梢煎熟水，莫分茶。"（宋代李清照《摊破浣溪沙》）白豆蔻辛散入肺而宣化湿邪，故常用于湿温初起，胸闷不饥。若湿邪偏重者，每与薏苡仁、杏仁等同用，如三仁汤；若热重于湿者，又常与黄芩、滑石等配伍，如黄芩滑石汤。白豆蔻能行气宽中，温胃止呕，尤以胃寒湿阻气滞之呕吐最为适宜。

"浅倾西国葡萄酒，小嚼南州豆蔻花。更拂乌丝写新句，此翁可惜老天涯。"（南宋陆游《对酒戏咏》）白豆蔻的花和果壳也可入药，名为豆蔻花和白豆蔻壳。豆蔻花味辛，性微温，归脾、胃经，具有行气化湿、温中止呕的功效，用于湿阻中焦、脾胃不和、脘腹胀满、不思饮食、舌苔浊腻、呕吐呃逆的治疗。白豆蔻壳性味功效与白豆蔻相似，但温性不强，力亦较弱，适用于脾胃湿阻气滞所致的脘腹痞闷、食欲不振、呕吐等。

燥湿行气草豆蔻

"百子堂前草果生，杨梅大种辨须清。缩砂益智常为伴，神曲乌梅每共行。温可散寒中不痛，辛能破滞气俱平。相传红小鹦歌舌，饮馔元朝制更精。"（清代赵瑾叔《草豆蔻》）草豆蔻为姜科山姜属植物草豆蔻的种子团，是常用的化湿类中药，味辛，性温，归脾、胃经，具有温中燥湿、行气健脾的功效，用于寒湿阻滞脾胃之脘腹冷痛、痞满作胀、呕吐、泄泻、食谷不化、痰饮、脚气、瘴疟、口臭的治疗。

"袅娜腰肢澹薄妆，六朝宫样窄衣裳。著词暂见樱桃破，飞盏遥闻豆蔻香。"（唐代韩偓《袅娜》）草豆蔻芳香温燥，长于燥湿化浊、温中散寒、行气消胀，可用于脾胃寒湿偏盛，气机不畅，常与干姜、厚朴、陈皮等配合应用。

"豆蔻丁香，待则甚、如今休也。争知道、本来面目，风光洒洒。"（宋代葛长庚《满江红》）草豆蔻温中散寒，降逆止呕，配伍肉桂、高良姜、陈皮等，可治疗寒湿内盛，胃气上逆之呕吐呃逆。草豆蔻性温，归脾经，能温脾燥湿，除中焦之湿寒而止泻痢，配伍苍术、厚朴、木香等，可治疗寒湿内盛、清浊不分之腹痛泄泻。

温中行气肉豆蔻

"火煨面裹必须深，肉果曾无核可寻。最喜油脂医适用，只愁枯瘦症难临。除将泻痢肠俱固，温却心脾冷不侵。辛辣味多能助火，用时应是费沉吟。"（清代赵瑾叔《肉豆蔻》）肉豆蔻为肉豆蔻科肉豆蔻属植物肉豆蔻的种仁，是常用的收涩类中药，味辛、微苦，性温，归脾、胃、大肠经，具有温中行气、涩肠止泻、消食的功效，用于虚泻、冷痢、脘腹胀痛、食少呕吐、宿食不消的治疗。

"春云初长鬓垂鸦，如玉风姿说蒋家。十五芳年娇豆蔻，一双红颊晕桃花。"（清代陈文述《意云》）肉豆蔻辛温而涩，入中焦，能暖脾胃，固大肠，止泻痢，为治疗虚寒性泻痢之要药。肉豆蔻配人参、白术、诃子等，可治疗脾胃虚寒之久泻、久痢；配伍补骨脂、五味子、吴茱萸等，可治脾肾阳虚，五更泄泻，如四神丸。肉豆蔻性温，湿热泻痢及阴虚火旺者禁服。肉豆蔻中的肉豆蔻醚具有一定的毒性，故用量不宜过大，过量会引起中毒，出现神昏、瞳孔散大及惊厥。

"手持双豆蔻，的的为东邻。碧瓦偏光日，红帘不受尘。"（唐代韩偓《无题》）肉豆蔻的假种皮也可入药，名为肉豆蔻衣，又名肉豆蔻花、玉果花。肉豆蔻衣味辛，性温，归脾、胃经，具有健胃和中的功效，用于脘腹胀满、不思饮食、吐泻的治疗。

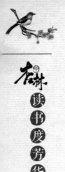

温中燥湿红豆蔻

"绿叶焦心展，红苞竹箨披。贯珠垂宝珞，剪彩倒鸾枝。且入花栏品，休论药里宜。南方草木状，为尔首题诗。"（宋代范成大《红豆蔻花》）红豆蔻为姜科山姜属植物大高良姜的果实，又名红蔻、良姜子、红扣。《证类本草》载："（红豆蔻）云是高良姜子。其苗如芦，叶似姜，花作穗，嫩叶卷而生微带红色。"红豆蔻味辛，性温，归脾、胃、肺经，具有散寒燥湿、醒脾消食的功效，用于脘腹冷痛、食积胀满、呕吐泄泻、噎膈反胃、痢疾的治疗。《本草纲目》载："红豆蔻，李东垣脾胃药中常用之，亦取其辛热芳香，能醒脾温肺、散寒燥湿、消食之功尔。"

白豆蔻、草豆蔻、肉豆蔻、红豆蔻四种植物虽种属不同，但它们都是古人眼中的豆蔻，都用来形容青春靓丽的女子；它们均有芳香之气，性味辛、温，归脾、胃经，具有温中、燥（化）湿、行气等功效，都是常用的治疗脾胃疾病的药物，令人脾胃健旺，气血充足，面色红润，看起来也会更加美丽妖娆。

星冷西江月，药香广寒宫

嫦娥四号"微型生态圈"中的中药

月映长江秋水，

分明冷浸星河。

浅沙汀上白云多，

雪散几丛芦苇。

扁舟倒影寒潭，

烟光远罩轻波。

笛声何处响渔歌，

两岸蘋香暗起。

　　这首《西江月》是五代欧阳炯的作品，描写深秋夜
月下的唯美景色。词牌《西江月》原为唐代教坊曲名，
因李白《苏台览古》"只今惟有西江月，曾照吴王宫里
人"诗句而得名。

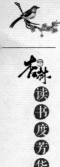

杏林撷芳

昔闻皓月藏灵药

　　明亮静谧的月亮，往往给人以无限的遐思，也因此产生了无数动人的传说，而这些传说也和中药有着千丝万缕的联系。说到月亮，人们首先想到的是嫦娥，中国的月球探测器便以嫦娥命名。传说嫦娥原本是后羿的妻子，因为偷吃了后羿从西王母那里得到的不死之药而飞升到月亮上。李商隐《嫦娥》诗："云母屏风烛影深，长河渐落晓星沉。嫦娥应悔偷灵药，碧海青天夜夜心。"

　　因为广寒宫清冷寂寥，嫦娥命玉兔捣药，想要配飞升之药，重回人间。李商隐在《月夕》诗中说"兔寒蟾冷桂花白，此夜姮娥应断肠"，颇有和嫦娥同感的味道。传说月亮之上，还有一棵芬芳馥郁的桂树，唐代诗人顾封《月中桂树》诗曰："芬馥天边桂，扶疏在月中。能齐大椿长，不与小山同"。不管这棵桂树是桂花、肉桂还是月桂，它们都是入药的良材。

只今种药广寒宫

2019年1月3日10时26分，嫦娥四号探测器成功着陆在月球背面，其搭载的由重庆大学牵头研制的生物科普试验载荷项目在月球背面开展生物生长实验，构建太空生态系统实验，这是人类首次进行月表生物实验。这次科普实验搭载了6名"神秘旅客"，分别为马铃薯、油菜、棉花、拟南芥、果蝇、酵母。其中，植物生产氧气和食物，供所有生物"消费"；作为消费者的果蝇和分解者的酵母，通过消耗氧气产生二氧化碳，供植物进行光合作用。此外，酵母可以分解植物和果蝇废弃物而生长，酵母又可以作为果蝇的食物。如此循环往复，一个含有生产者、消费者和分解者的微型生态系统就此形成。

这6种生物皆与中药有关，马铃薯、油菜、棉花可以入药；酵母可以用来发酵炮制中药；拟南芥和果蝇是基因研究的理想生物，其研究结果可以用来改良中药品质，提高中药产量。

芸薹行血破结气

　　"黄萼裳裳绿叶稠，千村欣卜榨新油。爱他生计资民用，不是闲花野草流。"（清乾隆帝《菜花》）在乾隆皇帝心中，美丽的油菜是重要的油料作物，在国计民生中占有重要地位。油菜的嫩苗可以当作蔬菜食用，种子可以用来榨油。油菜还具有广泛的药用价值，它的根、茎和叶（芸薹），种子（芸薹子），种子榨取的油（芸薹子油）均可入药。

　　芸薹又名胡菜、寒菜、薹菜、芸薹菜、薹芥、青菜、红油菜，性味辛、甘、平，归肺、肝、脾经，具有凉血散血、解毒消肿的功效，用于血痢、丹毒、热毒疮肿、乳痈、风疹、吐血的治疗。《千金方》载："（芸薹）主腰脚痹，又治油肿丹毒。"《随息居饮食谱》载："芸薹，辛滑甘温。烹食可口。散血消肿，破结通肠。子可榨油，故一名油菜。形似菘而本削，茎狭叶锐，俗呼青菜，以色较深也。"现代研究证明，芸薹具有降眼压、抑癌作用。

芸薹子又名油菜子，性味辛、甘、平，归肝、大肠经，具有活血化瘀、消肿散结、润肠通便的功效，用于产后恶露不尽、瘀血腹痛、痛经、肠风下血、血痢、风湿关节肿痛、痈肿丹毒、乳痈、便秘、粘连性肠梗阻的治疗。《本草纲目》载："芸薹菜，子、叶同功，能温能散，其用长于行血滞，破结气，故古方消肿散结，治产后一切心腹气血痛，诸游风丹毒，热肿，疮痔，诸药咸用之。经水行后，加入四物汤服之，云能断产。又治小儿惊风，贴其顶囟，则引气上出也。"芸薹子油通称菜籽油，性味辛、甘、平，归肺、胃经，具有解毒消肿、润肠的功效，用于风疮、痈肿、汤火灼伤、便秘的治疗。

棉花入药有良功

"入手凝筐暖更妍，裹成衣被晚秋天。谁家十月寒风起，犹向枝头拾剩棉。"（清代方观承《采棉诗》）棉花是世界上最主要的农作物之一，产量

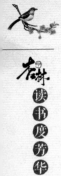

大、生产成本低，既是最重要的纤维作物，又是重要的油料作物，也是含高蛋白的粮食作物，还是纺织、精细化工原料和重要的战略物资。康熙皇帝曾说："木棉（棉花）之为利，于人溥矣。衣被御寒，实有赖焉。夫既纺以为布，复擘以为絖。卒岁之谋，出之陇亩，功不在五谷下。"棉花还有广泛的药用价值，它的种子（棉花子）、种子上的棉毛（棉花）、种子榨取的脂肪油（棉花油）、外果皮（棉花壳）、根或根皮（棉花根）皆可入药。

棉花子又名木棉子、棉花核，性味辛、热，有毒，归肝、肾、脾胃经，具有温肾、通乳、活血止血的功效，用于阳痿、腰膝冷痛、白带、遗尿、胃寒痛、乳汁不通、崩漏、痔血的治疗。《本草经疏》载："木棉子，祛风湿、寒湿之药也。惟其辛，故能散风邪；惟其热，故能除寒湿，凡下部有风寒湿邪者宜之。"《本草正义》载："旧方每以棉花子仁为和血止血之品，如治便血、淋血、崩、带、痔、漏等症，则皆和血之义，而无寒凉积瘀之患。又为补肾起痿，养老扶弱等用，则又温养之法，而无刚暴燥烈之虞。温和滋润，颇为纯粹，能滋阴液，助阳气，泽毛发，润肌肤，质本多脂，终与桂、附等之辛燥者有间。"棉花子性味辛热，故阴虚火旺患者禁服；棉花子有毒，故内服应严格控制剂量。

棉花根性味甘、温，归肺经，具有止咳平喘、通经止痛的功效，用于咳嗽、气喘、月经不调、崩漏的治疗。棉花壳性味辛、温，归胃经，具有温胃降逆、化痰止咳的功效，用于噎膈、胃痛呃逆、咳嗽气喘的治疗。棉花性味甘、温，具有止血的功效，用于吐血、便血、血崩、金疮出血的治疗。棉花油性味辛、热，有微毒，外用可治疗恶疮、疥癣。

土豆营养亦入药

"榛实软不及，菰根旨定雌。吴沙花落子，蜀国叶蹲鸱。配茗人犹未，随羞箸似知。娇鬒非不赏，憔悴浣纱时。"（明代徐渭《土豆》）在大才子徐渭的眼中，刚刚漂洋过海来到中国的土豆不但是人间美味，而且它的花可以和西施媲美。土豆学名为马铃薯，又名阳芋、山药蛋、洋番薯、洋芋、山洋芋、地蛋、洋山芋、荷兰薯、薯仔等，既是主要的粮食作物，又是主要的蔬菜。马铃薯营养丰富，有"地下苹果"之称。马铃薯的蛋白质类似于鸡蛋的蛋白质，属于优质蛋白，内含有18种氨基酸，其中包括人体不能合成的必需氨基酸，并且容易被人体消化吸收。马铃薯的糖类含量高，食用后有较好的饱腹感，所含淀粉是一种抗性淀粉，具有缩小脂肪细胞的作用。马铃薯含有丰富的维生素C和B族维生素，还含有丰富的钙、磷、镁、钾等，其中钾的含量尤其多。马铃薯的皮富含绿原酸和硫辛酸，具有抗氧化和抗癌的功效，可防止皮肤老化。经常食用马铃薯，可有减肥、抗衰老、保护肠胃、养颜美容、降低血压等多种功效。

马铃薯也可入药，其性味甘、平，具有和胃健中、解毒消肿的功效，用于胃痛、疟腮、痈肿、湿疹、烫伤的治疗。马铃薯1个，以醋磨汁，搽患处，干了再搽，不间断，可治疗腮腺炎；马铃薯磨汁涂伤处，可治疗烫伤。

中药发酵药性良

"露滴蜂偷蕊，莺啼日到轩。酒肠堆曲蘖，诗思绕乾坤。"（唐代杨乘《南徐春日怀古》）自古诗酒联姻，密不可分，一杯浊酒联系起诗朋酒侪，折射出人间百态、世事沧桑，共同书写出诗酒风流。《书经》说"若作酒醴，尔惟曲蘖"，我国人民远在四千多年前就用曲蘖来发酵酿酒，此后又相继利用发酵来生产酱、醋、豆豉和臭豆腐等食品。曲蘖中的重要成分便是酵母菌。在传统的中药生产中，利用酵母等天然微生物发酵中药，用以提高中药药效、降低中药不良反应、改变中药药性、产生新的活性物质。根据所采用方法的不同，可将传统中药的发酵炮制分为两大类：一类为药料与面粉混合发酵，如六神曲、建神曲、半夏曲、沉香曲等；另一类为直接用药料进行发酵，如淡豆豉、百药煎等。

淡豆豉是发散风热的解表类中药，为大豆的成熟种子的发酵加工品，性味苦、辛、凉，归肺、胃经，具有解表、除烦、宣郁、解毒的功效，用于伤寒热病、寒热、头痛、烦躁、胸闷的治疗。六神曲是消食类中药，为辣蓼、青蒿、苍耳草、赤小豆、苦杏仁等加入面粉后经发酵而成的曲剂，性味甘、辛、温，归脾、胃经，具有健脾和胃、消食调中的功效，用于脾胃虚弱、饮食停滞、胸痞腹胀、小儿食积的治疗。半夏曲是温化寒痰类中药，为半夏等加面粉、姜汁等制成的曲剂，性味苦、辛、平，归肺、胃经，具有止咳化痰、消食化滞的功效，用于咳嗽痰多、恶心呕吐、食积泄泻的治疗。

"白兔捣药秋复春，嫦娥孤栖与谁邻？今人不见古时月，今月曾经照古人。"（唐代李白《把酒问月》）随着嫦娥四号在月球背面的成功着陆，月宫中灵药的美好传说，也正在一步步变成现实。

问君何事梦扬州

诗词中的梦蕴含的医学道理

佳会阻，离情正乱，频梦扬州。

醉鞭拂面归来晚，望翠楼、帘卷金钩。

蹒酒为花，十载因谁淹留。

酬妙舞清歌，丽锦缠头。

长记曾陪燕游。

江南远，人何处，鹧鸪啼破春愁。

小栏外，东风软，透绣帷、花蜜香稠。

燕子未归，恻恻清寒如秋。

晚云收。正柳塘、烟雨初休。

　　这首《梦扬州》是宋人秦观的作品，描写其对扬州一位歌妓的思恋之情。秦观思念扬州的歌妓，为什么会"频梦扬州"呢？神秘的梦境，究竟隐藏着多少秘密？

魂魄飞扬入梦来

唐代诗人白居易在《长恨歌》中描写唐明皇对杨贵妃的思念之情说:"鸳鸯瓦冷霜华重,翡翠衾寒谁与共。悠悠生死别经年,魂魄不曾来入梦。"这虽然是文学家之言,却从中医的角度提示了梦产生的机制:梦是魂魄飞扬的产物。

做梦是人体一种正常的、必不可少的生理和心理现象。人入睡后,一小部分脑细胞仍在活动,这就是梦的基础。如果成年人在快速动眼睡眠期被叫醒,大部分会说他们正在做梦;如果在非快速动眼睡眠期被叫醒,则大部分会说没有做梦。

中医也一直在研究探讨梦的形成机制。《黄帝内经》中关于梦产生机制的论述是现存最早的中医论述。《灵枢·淫邪发梦》中说:"正邪从外袭内,而未有定舍,反淫于脏,不得安处,与营卫俱行,而与魂魄飞扬,使人卧不得安而喜梦。"认为梦是由于邪气自外入内,侵及内脏,与营卫并行,引起魂魄飞扬,故而成梦。其中

"正邪从外袭内，而未有定舍"，是指人在睡眠中，外界刺激侵入人体，进入人的潜意识，且不能由人体自主控制。"反淫于脏，不得定处，与营卫俱行"是指外部刺激由表入里，累及相关脏腑，进而干扰脏腑的功能活动而"不得定处"，最终会和人体内正常的营卫之气相混而在体内到处运行。淫邪与营卫相干俱行，进而"与魂魄飞扬，使人卧不得安而喜梦"。

魂魄并非鬼神，而是人体重要的精神意识活动，是中医"五神"的重要组成部分。魂藏于肝，是随心神活动做出的意识、思维活动，睡眠时亦可表现为梦境及梦幻现象；魄藏于肺，是与生俱来的、本能的感知觉和运动能力。魂、魄两者又都受心神控制，张锡纯说"魂魄者，心神之左辅右弼"，因此心动也可使魂魄飞扬而做梦，沈金鳌《杂病源流犀烛》说"梦为魂魄飞扬，又为寐中心动"。其他如脏腑阴阳气血失调、精神情志因素等也可使魂魄飞扬而成梦。

在《长恨歌》中，杨贵妃在马嵬坡香消玉殒之后，唐明皇对其日思夜寐，但却不能魂魄飞扬入梦，在梦中见到自己心爱的人，于是才请来"能以精诚致魂魄"的临邛道士一解相思之苦。由于魂魄等精神意识活动与梦紧密相关，诗词中也常将魂和梦并提。如杜甫《梦李白》诗曰："故人入我梦，明我长相忆。恐非平生魂，路远不可测。魂来枫叶青，魂返关塞黑。"杜牧《秋梦》诗曰："寒空动高吹，月色满清砧。残梦夜魂断，美人边思深。"明代卢儒《则学以昼索赋梅柳》诗曰："晓色动愁香宛宛，夜魂追梦玉盈盈。"

大医释梦辨病灾

"梦奠何可攀，颓然泰山小。"（宋代释永颐《和韩涧泉韵题周仙山楹》）诗中所用的是孔子梦奠典故，据《礼记·檀弓上》载"予（孔子）畴昔之夜，梦坐奠于两楹之间"。根据这个梦境，孔子判断"予殆将死也"，果然不久之后，孔子"盖寝疾七日而没"。桓谭《新论》记载，汉代辞赋家扬雄写成《甘泉赋》后，因劳累过度，晚上做了一个梦，梦见自己的肠子从肚子里流出来，扬雄慌忙将肠子重新放回肚子，然后就惊醒了。做了这个奇怪梦的第二天，扬雄就去世了。清代乾隆皇帝在《题扬雄甘泉赋事》诗中吟咏这件事说："甘泉献赋风枫宸，更著剧秦与美新。设果出肠明日死，投身天禄又何人？"历史上，在梦中预示疾病的例子不胜枚举，如晋景公梦见他身上的疾病变成了两个小子，并且躲到了膏肓之间，后来秦国名医"缓"果然诊断他病入膏肓。

因为梦境和外邪袭内、精神情志因素、脏腑阴阳气血失调等皆有相关，所以体内病证，也常可通过梦境反映出来。《灵枢·淫邪发梦》曰："肝气盛，则梦怒；肺气盛，则梦恐惧、哭泣、飞扬；心气盛，则梦善笑恐畏；脾气盛，则梦歌乐、身体重不举；肾气盛，则梦腰脊两解不属。凡此十二盛者，至而泻之，立已。"《素问·方盛衰论》曰："是以肺气虚，则使人梦见白物，见人斩血藉藉，得其时则梦见兵战；肾气虚，则使人梦见舟船溺人，得其时则梦伏水中，若有畏恐；肝气虚，则梦见菌香生草，得其时则梦伏树下不敢起；心气虚，则梦救火阳物，得其时则梦燔灼；脾气虚，则梦饮食不足，得其时则梦筑垣盖屋。"金代医学家张元素在《医学启源》中进一步对梦境和五脏辨证做了总结，如梦见花草茸茸预示肝虚，梦见山林茂盛预示肝实等。

现代医学也观察到梦境与疾病密切相关，如心脏病患者常梦见从高处坠落；呼吸系统疾病患者常梦见窒息、呼吸困难等。人在睡梦时环境相对安定，这时机体潜在的病痛更容易被感知，被感知的病痛进而以暗喻的形式进入梦境，参与梦境的组成。孔子梦奠，可能是孔子在睡梦中感知脏腑已经衰竭，将不久于人世，于是以孔子最为熟悉的祭奠礼仪形式呈现在梦中。扬雄梦肠，可能是其长期脑力劳动，思虑过甚，身心俱疲，并伤及相关脏腑的结果。在《三国演义》中，发动襄樊战役前，"（关羽）忽见一猪，其大如牛，浑身黑色，奔入帐中，径咬云长之足。云长大怒，急拔剑斩之，声如裂帛。霎然惊觉，乃是一梦。便觉左足隐隐疼痛"。《三国志》裴松之注转引《蜀志》也记载了关羽的这个梦，结合关羽身高体壮，善于饮酒等，可以推测关羽晚年可能患了痛风。

根据梦境推测身体所患疾病，需要有经验的医生根

184

据临床辨证综合诊断。如果根据自己偶然的一次梦境，就对号入座，推测自己患了某种疾病，很可能是杯弓蛇影，徒增心理负担，甚至导致心理疾患。

好梦能治情志病

宋代文天祥得了重病，有天晚上梦见自己被天帝赦免，第二天疾病就好了，高兴之余他写诗《病甚梦召至帝所获宥觉而顿愈遂赋》纪念，"卧听风雷叱，天官赦小臣。平生无害物，不死复为人。道德门庭远，君亲念虑新。自怜蝼蚁辈，岂意动苍旻"。难道真是天帝治好了文天祥的疾病吗？显然不是，我们可以从他的另一首诗中看出些许端倪，《有感》诗曰"心在六虚外，不知身网罗。病中长日过，梦里好时多"。文天祥所处的环境，外有强敌压境，内有奸臣弄权，所谓的大病，可能为情志所伤居多，只有在梦中，他才可以忘掉烦恼，享受大好时光。正是在梦中忘掉了烦恼，去掉了情志所致疾患的病因，才使得文天祥霍然而愈。

精神分析学家弗洛伊德认为，梦是人潜意识欲望的满足。中医认为："日有所思，夜有所梦。"秦观思念扬州歌妓，于是在晚上"频梦扬州"；古代妇女思念远在边疆的丈夫，于是"可怜无定河边骨，犹是春闺梦里人"（唐代陈陶《陇西行》）；杜甫日夜思念李白，于是"三夜频梦君，情亲见君意"（唐代杜甫《梦李白》）；吉师老思念故乡，于是"明月夜来梦，碧山秋到家"（唐代吉师老《题春梦秋归故里》）；李清照想摆脱苦闷的生活，于是"晓梦随疏钟，飘然蹑云霞"（宋代李清照《晓梦》）；李后主不堪忍受投降后的屈辱生活，于是"梦里不知身是客，一晌贪欢"（五代李煜《浪淘沙》）；李白意欲修仙，于是"我欲因之梦吴越，一夜飞渡镜湖月"（唐代李白《梦游天姥吟留别》）；辛弃疾向往建功立业，于是"醉里挑灯看剑，梦回吹角连营"（宋代辛弃疾《破阵子》）；陆游希望收复故土，于是"熊黑百万从銮驾，故地不劳传檄下"（宋代陆游《五月十一日夜且半梦从大驾亲征尽复汉唐故地》）。

好梦用愉快克服悲愁、用希望治疗忧伤、用友谊化解仇恨、用勇气战胜恐慌、用成功缓解焦虑，把控七情的度量，抚慰心中的创伤，减少情志过度对脏腑的损伤。好梦之中，要山得山，要水得水，心中的理想和夙愿得以实现，在现实生活中因失败坎坷积累的负面情绪也一扫而空，因情志波动导致的疾病也会因此减轻或治愈。

梦中顿悟苦学人

梦并非只是一个简单的被动过程，其中可能还包含积极主动的学习和思考过程。勠力苦学之人，往往在梦中获得灵感，一夕顿悟，收获学业上的大成就。孔夫子敏而好学，梦中问礼见周公；庄生晓梦迷蝴蝶，哲学思辨意无穷；李白好学杵磨针，梦笔生花才绝伦。在《医学启源》和《金史·张元素传》中，记载了易水派大师张元素的一个梦中顿悟典故："（张元素）潜心于医学，二十余年虽记诵广博书，（然）治人之术，不出人右。其夜梦人柯斧长凿，（凿心）开窍，纳书数卷于其中，见其题曰《内经主治备要》，骇然惊悟，觉心痛，只为凶事也，不敢语人。自是心目洞彻，便为传道轩岐，指挥秦越也。"正是由于张元素潜心医学、广闻博记，长达 20 余年的积累，才有了一夕梦中顿悟，从此心目洞彻，医术有了质的飞跃，成为一代大师。学医之捷径，原从长期苦学中得来。

"黯乡魂，追旅思。夜夜除非，好梦留人睡。"（宋代范仲淹《苏幕遮》）现实之中，难免有失意坎坷之事；梦幻之中，难免有光怪陆离之景。了解一点关于梦的医学知识，读一点关于梦的诗词佳作，晚上真会有一个"好梦留人睡"。

24 | 金炉宝兽香氤氲
诗词中的麝香和沉香及其药用价值

金炉犹暖麝煤残。

惜香更把宝钗翻。

重闻处，余熏在，

这一番、气味胜从前。

背人偷盖小莲山。

更将沈水暗同然。

且图得，氤氲久，

为情深、嫌怕断头烟。

这首《翻香令》是苏轼的作品，上阕写苏轼在妻子
王弗灵柩前点燃麝香回忆旧日情景，下阕描写殡仪上精
心添加沉香（沉水）及其忠诚心态，抒发与妻子深挚的
生死之情。

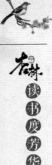

香雾氤氲缘卫生

焚香原本用于祭祀，因其广泛的医疗作用而逐步扩展到日常生活之中。香气可以醒脑开窍、辟秽除邪、杀虫洁肤、怡人心肺、提神驱寒，预防和治疗多种疾病。传说汉武帝时，西域月氏国贡返魂香三枚，大如燕卵，黑如桑葚，点燃此香，病者闻之即起，死未三日者，薰之即活，这是对焚香医疗作用的传奇。又传说李夫人死，汉武帝念之不已，乃令方士作返魂香烧之，夫人乃降，这还源于对焚香祭祀作用的夸张。

香料种类繁多，其中的名贵珍品，当属沉香、檀香、龙涎香和麝香。麝香和沉香等，除了当作香料，还具有广泛的医疗作用。

诸香之冠属麝香

"游伏柏林下，食柏遂生香。空知噬脐患，岂有周身防。赤豹以尾死，猛虎以睛丧。倘或益于用，捐躯是其常。"（宋代梅尧臣《麝香》）麝香又名遗香、脐香、当门子，为鹿科动物林麝、马麝、原麝成熟雄体香囊中的干燥分泌物。麝香香味浓烈霸道，在室内放一点便会满室清香，气味迥异，民间有"有麝自然香，不用大风扬"之说。《神农本草经》和《本草纲目》将麝香列为诸香之冠，《雷公炮制药性解》说"麝香为诸香之最，其气透入骨髓，故于经络无所不入"。由于香味浓烈，古代常用麝香配合其他芳香物质做成各种香料，用来熏衣、刷墙及添加到食品中食用，以达到养生之目的。《西厢记》中描写崔莺莺说："兰麝香仍在，佩环声渐远。"苏轼词中的麝煤是将麝香掺和到制墨原料中做成的优质墨，又名麝墨，既可焚烧闻香，也可用于书画创作。唐代韩偓《横塘》诗曰："蜀纸麝煤添笔媚，越瓯犀液发茶香。"

麝香属开窍类中药，性味辛、温，归心、肝、脾经，具有开窍醒神、活血散结、止痛消肿的功效，用于热病神昏、中风痰厥、气郁暴厥、中恶昏迷、血瘀经闭、癥瘕积聚、心腹急痛、跌打损伤、痹痛麻木、痈疽恶疮、喉痹、口疮、牙疳、脓耳的治疗。《神农本草经》将麝香列为上品，载其"主辟恶气，杀鬼精物，温疟，蛊毒，痫痓，去三虫。久服除邪，不梦寤魇寐"。《本草纲目》载其"通诸窍，开经络，透肌骨，解酒毒，消瓜果食积。治中风，中气，中恶，痰厥，积聚癥瘕。"

麝香性味温辛，芳香而走窜力强，重在开窍，寒闭、热闭均可运用，兼有行瘀消肿、活血通经之效。如《太平圣惠方》入疡科用，彻脓血、去死肌；入眼科用，退翳障、散瘀血；入妇人科用，下流产、落胎孕；入婴儿科用，定惊痫、吐风痰；入方脉科用，通关窍、活痰结、解瓜果食积、酒积、痞块癥瘕诸证。盖取此辛香芳烈，借其气以达于病所，推陈而致新也。

"捣麝成尘香不灭，拗莲作寸丝难绝。"（唐代温庭筠《达摩支曲》）麝香走窜之性甚烈，有很强的开窍通闭、辟秽化浊作用，为醒神回苏之要药，可用于各种原因所致之闭证神昏。麝香配伍牛黄、冰片、朱砂等，可治疗温病热陷心包、痰热蒙蔽心窍、小儿惊风及中风痰厥等热闭神昏，如安宫牛黄丸、至宝丹等；麝香配伍苏合香、檀香、安息香等药，可治疗中风卒昏、中恶胸腹满痛等寒浊，或痰湿阻闭气机，蒙蔽神明之寒闭神昏，如苏合香丸。

"燕姬彩帐芙蓉色，秦子金炉兰麝香。"（唐代沈佺期《古歌》）麝香辛香行散，有良好的活血散结、消肿止痛作用，内服、外用均有良效。麝香与雄黄、乳香、没药同用，可治疮疡肿毒，如醒消丸；与牛黄、蟾酥、珍珠等配伍，可治疗咽喉肿痛，如六神丸。

"绵州附子汉州姜，最好沉黎出麝香。鲁子师僧才一嗅，鼻头裂破眼睛黄。"（宋代释道颜《颂古》）麝香辛香，开通走窜，可行血中之瘀滞，开经络之壅遏，具有活血通经、止痛之效。

"珠玑影冷偏粘草，兰麝香浓却损花。"（唐代徐仲雅《春园宴》）麝香辛香走窜，力达胞宫，无论内服或外用，均可导致堕胎，故孕妇禁用。现在的宫斗剧中将麝香作为嫔妃争斗的"法宝"，堕胎的神器，即由此而来。但麝香也因此具有催生下胎之效，与肉桂配伍，可治疗难产、死胎，如香桂散。

香中之王是沉香

"壁立孤峰倚砚长，共疑沉水得顽苍。欲随楚客纫
兰佩，谁信吴儿是木肠。山下曾逢化松石，玉中还有辟
邪香。早知百和俱灰烬，未信人言弱胜强。"（苏轼《沉
香石》）沉香又名蜜香、栈香、沉水香，为瑞香科植物
沉香或白木香的含有树脂的木材。在古代沉香是极为
贵重的香料，《舆地纪胜》说"沉香，出万安郡，一两
之值与百金等"。相传曹操敬重关羽忠义，曾刻沉香木
续为躯，以王侯之礼厚葬关羽于洛阳，以显示关羽的尊
贵。沉香还是品质极为优良的香料，苏轼在《沉香山子
赋》中赞道"既金坚而玉润，亦鹤骨而龙筋。为膏液之
内足，故把握而兼斤"。古代王公贵族家中所焚之香多
为沉香，如李白《杨叛儿》"博山炉中沉香火，双烟一
气凌紫霞"。

因为贵重且品质优良，沉香被称为"香中之王"；
因为良好的药效，用沉香煮的水还被古人称为"天下第
一饮"。

"腊寒辟易沉香火，春意侵寻玉琯灰。"（宋代毛滂《春词》）沉香属理气类中药，性味辛、苦、温，归肾、脾、胃经，具有行气止痛、温中降逆、纳气平喘的功效，用于脘腹冷痛、呕吐呃逆、气逆喘息、腰膝虚冷、大肠虚秘、小便气淋、精冷早泄的治疗。

"沉香雾里娇弦暖，莫遣边愁到两眉。"（宋代朱继芳《边庭》）沉香辛温散寒，味苦质重性降，善温胃降气而止呕。沉香与陈皮、荜澄茄、胡椒等同用，可治疗寒邪犯胃，呕吐清水，如沉香丸；与丁香、白豆蔻、柿蒂等同用，可治疗脾胃虚寒，呕吐呃逆。

"小殿沉香金气郁，圜丘芳草玉华清。"（明代蔡羽《郊坛》）沉香既能温肾纳气，又能降逆平喘，与肉桂、附子、补骨脂等同用，可治疗下元虚冷、肾不纳气之虚喘证，如黑锡丹；与紫苏子、半夏、厚朴等配伍，可治疗上盛下虚之痰饮喘嗽，如苏子降气汤。

宝钗翻翡煤，背人添沉香，香雾氤氲之中，尽显出苏轼儿女情长的一面，麝香和沉香优良的药效，更与苏轼的深情相得益彰。

25 | 调和国老意，香微甘草花
甘草的文化意义和药用功效

秋尽。

叶翦红绡，砌菊遗金粉。

雁宇一行来，还有边庭信。

飘散露华清风紧。

动翠幕，晓寒犹嫩，

中酒残妆慵整顿。

聚两眉离恨。

这首《甘草子》是北宋著名词人柳永的作品，描写初冬时节闺中人对征夫的思念之情。词牌《甘草子》原本可能是吟咏中药甘草，也可能是吟咏甘州之草。然而，以甘州为代表的西北地区，正好是甘草的主产区，故描写甘草的文学作品，多和甘州有关，如贯休《古塞上曲》"赤落蒲桃叶，香微甘草花。不堪登陇望，白日又西斜。地角天涯外，人号鬼哭边。大河流败卒，寒日下苍烟"。诗中描写甘陇风貌，具有代表性的植物就是葡萄和甘草。清代植物学家吴其濬描写甘草说："余以五月按兵塞外，道傍辙中，皆甘草也。谛叶玩花，郗车载之。闻甘、凉诸郡尤肥壮，或有以为杖者。盖其地沙浮土松，根茎直下可数尺，年久则巨耳。"可见当时甘凉诸郡的甘草最为道地，名气最大。

甘草入药渊源长

　　甘草自古便是极为重要的中药材。上古时期，将甘草称为"苷"，《说文解字》载"苷，甘草也。从艸，从甘，会意。甘亦声"，说明在造字之始，人们便认识了味道甘甜纯正的甘草。《诗经·唐风·采苓》云："采苓采苓，首阳之巅。"对于其中的"苓"，晋代郭璞认为是甘草，沈括认为是黄药，但吴其濬仍旧认为是甘草。成书于西汉的《淮南子》说："今夫地黄主属骨，而甘草主生肉之药也"，将地黄和甘草并称，且明确指出了甘草的药效。

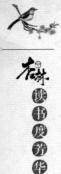

《神农本草经》将甘草列为上品，载其"主五脏六腑寒热邪气，坚筋骨，长肌肉，倍力，金疮肿，解毒"。东汉时期，甘草成为最为常用的中药材，《本草疏证》说"《伤寒论》《金匮要略》两书中，凡为方二百五十，用甘草者，至百二十方"。《名医别录》进一步认识了甘草的功用，称其"温中下气，烦满短气，伤脏咳嗽，止渴，通经脉，利血气，解百药毒"。陶弘景更是对甘草推崇有加，将甘草称为"国老"，言"此草最为众药之主，经方少有不用者，犹如香中有沉香也。国老即帝师之称，虽非君而为君所宗，是以能安和草石而解诸毒也"。因为甘草"为众药之主，经方少有不用"，故成书于三国时期的《广雅》将甘草称为"美丹"，甘草成为优质（美）丹药的代称。此外，甘草还有美草、蜜甘、蜜草、蕗草、灵通、粉草、甜草、甜根子、棒草等别名。

甘草属补气类中药，性味甘、平，归脾、胃、心、肺经，具有益气补中、缓急止痛、润肺止咳、泻火解毒、调和诸药的功效，用于脾胃虚弱、倦怠食少、腹痛便溏、肌瘦面黄、心悸气短、脏躁、四肢挛急疼痛、咳嗽气喘、咽喉肿痛、痈疮肿痛、小儿胎毒及药物、食物中毒的治疗。

国老调和济药方

"劝千岁杀字休出口，老臣与主说从头。刘备本是靖王的后，汉帝玄孙一脉留。他有个二弟汉寿亭侯，青龙偃月神鬼皆愁，白马坡前诛文丑，在古城曾斩过老蔡阳的头。"（京剧《龙凤呈祥》中乔国老唱段）在京剧《龙凤呈祥》中，孙权为得到荆州，同周瑜定下美人计，诓刘备过江招亲，幸得位高权重的乔国老居中调和：在吴国太前为刘备说尽好话，劝她同意婚事；劝孙权去掉杀心，以孙刘联盟大计为重；为刘备送去"乌须药"，提醒他小心埋伏。最终，刘备才娶得孙尚香，龙凤呈祥，故事圆满结局。甘草就如同药物中的乔国老，能去除药物异味、降低药物毒性、平缓药物药性、增加药物疗效、调和方中诸药的过与不及，最终平稳圆满治疗疾病。

自陶弘景首述甘草国老之功，后世医家论述不绝。

甄权说："诸药中甘草为君，治七十二种乳石毒，解一千二百般草木毒，调和众药有功，故有国老之号。"李杲认为："（甘草）其性能缓急，而又协和诸药，使之不争，故热药得之缓其热，寒药得之缓其寒，寒热相杂者，用之得其平。"李时珍说："甘草协和群品，有元老之功，普治百邪，得王道之化，可谓药中之良相也。"《本草疏证》详细论证了甘草的调和之功："诸方必合甘草，始能曲当病情也。凡药之散者，外而不内（如麻黄、桂枝、青龙、柴胡、葛根等汤）；攻者，下而不上（如调胃承气、桃仁承气、大黄甘草等汤）；温者，燥而不濡（如四逆、吴茱萸等汤）；清者，冽而不和（如白虎、竹叶石膏等汤）；杂者，众而不群（诸泻心汤、乌梅圆等）；毒者，暴而无制（乌梅汤、大黄䗪虫丸等），若无甘草调剂其间，遂其往而不返，以为行险侥幸之计，不异于破釜沉舟，可胜而不可不胜，讵诚决胜之道耶？"

　　甘草调和诸药的作用广为传颂，在文学作品中也多有描写。在《喻世明言·张古老种瓜娶文女》中，开生药铺的申公夸赞甘草说："好甘草！性平无毒，能随诸药之性，解金石草木之毒，市语叫作国老"。明代陆粲

《庚巳编》记载，一天早晨，御医盛寅在御药房突感昏倒，不省人事。一位民间医生闻讯后，用甘草浓煎后令其服下，没多久便苏醒过来。这位医生解释说：盛御医中了诸药之毒而昏倒。甘草能调和诸药之性、解百药之毒，故服用甘草水后便可苏醒。

诗意甘草功用广

"美草将为杖，孤生马岭危。难从荷蓧叟，宁入化龙陂。去与秦人采，来扶楚客衰。药中称国老，我懒岂能医。"（梅尧臣《司马君实遗甘草杖》）司马光将一根硕大的甘草作为礼物送给梅尧臣，希望甘草像拐杖一样，帮助其补益元气，预防衰老。甘草能补益心气，益气复脉，《伤寒类要》单用甘草治疗伤寒耗伤心气之心悸、脉结代。

"九土精英色正黄，药中甘草入诸方。部分上下俱无犯，性适寒温两不妨。梢止阴茎频作痛，节医痈肿苦为殃。呕家酒客均当忌，炙则微温生便凉。"（赵瑾叔《本草诗·甘草》）甘草色黄味甘，禀土中冲和之阳气以生，无毒，入脾经，故《名医别录》称之为"九土之精"。甘草善入中焦，具有补益脾气之功，与人参、白术、黄芪、茯苓等配伍，可治疗脾气虚弱、倦怠乏力，如四君子汤、理中丸。

"寓居湘岸四无邻，世网难婴每自珍。蒔药闲庭延国老，开樽虚室值贤人。泉回浅石依高柳，迳转垂藤间绿筱。闻道偏为五禽戏，出门鸥鸟更相亲。"（柳宗元《从崔中丞过卢少府郊居》）柳宗元被贬永州，去拜访住在城郊的卢少府，但见庭院中种植着甘草等药材，在院中练习一番五禽戏，看见鸥鸟也倍感亲切。甘草气平，禀天秋凉之金气，入手太阴肺经，是最为常用的止咳、祛痰、平喘药材。

"朝庭数擢贤，旋占凌霄路。自是郁陶人，险难无移处。也知没药疗饥寒，食薄何相误。大幅纸连粘，甘草归田赋。"（陈亚《生查子》）甘草味甘能缓急，善于缓急止痛。《伤寒论》中的芍药甘草汤，用白芍药、炙甘草各四两煎服，可治疗脾虚肝旺的脘腹挛急作痛或阴血不足之四肢挛急作痛。甘草配伍海螵蛸，可治疗胃及十二指肠溃疡。

"双盘锦带丁香结，窄袖春衫甘草黄。"（黄庭坚《再和元礼春怀十首》）甘草单用或与紫花地丁、连翘、蒲公英等配伍，可治疗热毒疮疡。

徐大椿说："虽甘草人参，误用致害，皆毒药也。"甘草大剂量服用或小量长期服用，可出现水肿、四肢无力、痉挛麻木、头晕、头痛、血压升高、低血钾等不良反应。甘草不宜与甘遂、大戟、芫花、海藻同用。湿浊中阻而脘腹胀满、呕吐及水肿者禁服甘草。

"想人参最是离别恨，只为甘草口甜甜的哄到如今，黄连心苦苦嚅为伊耽闷，白芷儿写不尽离情字，嘱咐使君子，切莫做负恩人。"（冯梦龙《桂枝儿》）甘草根或根茎内充填有棕黑色树脂状物质的部分称甘草节，味甘，生用性凉，炙用性温，归心、脾、胃经，具有解毒、利咽、和中的功效，用于痈疽疮毒、咽喉肿痛的治疗。甘草根茎上端的芦头部分称甘草头，性味甘、微寒，归肝、胃经，具有活血解毒、缩尿止遗的功效，用于痈肿、小儿遗尿的治疗。甘草根的末梢部分或细根称甘草梢，性味甘、寒，归心、肝、脾经，具有泻火解毒、利尿通淋的功效，用于小便短少、阴茎中疼痛、胸中积热的治疗。

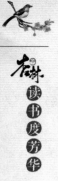

杏林撷芳

26 │ 一阕天仙子，药效何其多

踯躅花开红照水，

鹧鸪飞绕青山觜。

行人经岁始归来，

千万里，错相倚，

懊恼天仙应有以。

这首《天仙子》是唐代皇甫松的作品，写刘晨、阮肇在天台山遇神女故事，感叹仙女也有人间喜怒忧愁。词牌《天仙子》本为歌咏仙女或美女的小曲，因"懊恼天仙应有以"而得名。传说中的天仙子总是虚幻，中药天仙子却有着实实在在的功效。

莨菪实幻天仙子

"晴野鹭鸶飞一只，水葓花发秋江碧。刘郎此日别天仙，登绮席，泪珠滴，十二晚峰青历历。"（唐代皇甫松《天仙子》）中药天仙子为茄科植物莨菪、小天仙子的成熟种子，味苦、辛，性温，有大毒，归心、胃、肝经，适当剂量服用具有解痉止痛、安神定痫的功效，用于脘腹疼痛、风湿痹痛、风虫牙痛、跌打伤痛、喘嗽不止、泻痢脱肛、癫狂、惊痫、痈肿疮毒的治疗。

天仙子原名"浪荡"，因大量服之可"令人狂浪放荡"而得名。《史记·扁鹊仓公列传》载："淄川王美人怀子而不乳，意饮以浪荡药一撮，以酒饮之，旋乳。"文中的"浪荡药"指的就是天仙子，这则医案记载仓公淳于意曾用天仙子治愈王美人的难产。"浪荡"后来逐渐演化为"莨菪"，《神农本草经》载"莨菪子，味苦寒，主齿痛，出虫，肉痹拘急。使人健行见鬼，多食令人狂走，久服轻身，走及奔马，强志益力通神。一名横唐"。莨菪的别名"横唐"和"行唐"，也来源于其致狂

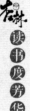
躁作用。原来，古代庙堂前或宗庙内的大路称为"唐"，是最能体现传统礼制的地方。在庙堂这种神圣的地方横行无忌，形象地表现出过量服用天仙子导致的狂躁状态。

　　天仙子的名称来源于其致幻作用。《神农本草经》中"使人健行见鬼"的描述，其实就是其致幻作用所致。北宋本草学家苏颂称莨菪为"天仙子"，后人揣度，应是指服用之后产生幻觉，眼中可见天仙之故。天仙子还有止痛作用，古人用其治疗牙痛，故又有牙痛子、熏牙子的别名。《药性论》载"（天仙子）主齿痛、虫牙孔"，据《证治准绳》载"天仙子烧烟，用竹筒抵牙，引烟熏之即虫孔不再发"。

天仙药效何其多

　　"行塘朱鹭响，当道赤帷开。马鞭聊写赋，竹叶暂倾杯。"（南朝庾肩吾《药名诗》）天仙子具有明显的止咳平喘功效，可用于咳嗽、哮喘等的治疗。天仙子与陈皮、紫苏子配伍，可治疗咳嗽、哮喘。《崔氏纂要方》

载："莨菪子、木香、熏黄等分。为末，以羊脂涂青纸上，撒末于上，卷作筒，烧烟熏吸之"，可治疗年久呷嗽。《本草纲目》载："久咳不止（痰有脓血）。用莨菪子五钱，先煮后炒，研细，加酥油如鸡收蛎的量，大枣七枚，同煎至油尽。取枣日食三枚。又方：取莨菪子三撮吞服，一天服五六次，极验。"

"朝风动春草，落日照横塘。重台荡子妾，黄昏独自伤。"（梁代简文帝萧纲《药名诗》）天仙子具有安神定惊、安心定痛的功效，常用于癫狂、惊痫等证。天仙子与牛黄、桂心、鲤鱼胆等配伍，可治疗癫痫羊鸣目翻，如《古今录验方》莨菪子散；天仙子与天麻、大黄、当归、厚朴配伍，可治疗风痫癫狂。

"莫唱横塘断肠句，不堪斜日独登楼。"（宋代刘翼《偶见官舍梅花作》）天仙子有明显的解痉镇痛功效，可用于各种痛证的治疗。天仙子与延胡索、甘草配伍，可治疗胃肠痉挛性疼痛，如《新疆中草药》所载天元汤；与乌头、五灵脂、甘草配伍，可治疗风湿痹痛，如《圣济总录》治风痹厥痛方；与草乌、蛇床子、牡蛎、干姜配伍，可治疗全身麻木、筋骨疼痛，如《杨氏家藏方》

天仙散；与细辛、生地黄配伍，可治疗牙痛，如《山西中草药》治牙痛方；与红升丹、拔毒丹、冰片配伍外敷，可治疗疮痈疔毒肿疼痛，如《疡科纲要》天仙丹。

"散客出门斜月在，两眉愁思问横塘。"（唐代韩偓《横塘》）天仙子具有收敛、止泻、固脱之效。天仙子与大枣配伍，可治疗水泻日久，如《太平圣惠方》治水泻方；与干姜、陈皮、诃子相配伍，可治疗阴寒内盛、洞泄不止，如《圣济总录》天仙子丸；与大黄相佐，可治疗赤白痢、腹痛后重，如《普济方》妙功散；与干姜、狗头骨等配伍，可治疗久痢劳痢，如《续易简方论》莨菪丸；与胡黄连、木香、肉豆蔻配伍，可治疗小儿痔痢、面黄体瘦，如《圣济总录》莨菪丸；与橡实、曼陀罗配伍，可治疗脱肛不收，如《圣济总录》治脱肛方。

善恶只在一念间

"露白莲衣浅，风清蕙带香。前年此佳景，兰棹醉横塘。"（唐代杜牧《秋夕有怀》）天仙子有大毒，《神农本草经》将其列入毒草类中药。李时珍说："莨菪、云实、防葵、赤商陆，皆能令人狂惑见鬼，昔人有未发其义者，盖此者皆有毒，能使痰迷心窍，蔽其神明，以乱其视听故耳。"江湖上传说的"蒙汗药"，大多以天仙子制成，清代程穆衡在《水浒传注略》说"蒙汗药，莨菪花子也，有大毒，食之令人狂乱"。据史书记载，唐朝安禄山曾经将天仙子加入酒中请契丹首领饮用，然后将其坑杀；明代妖僧武如香以天仙子为主要原料制作"妖药"，制造灭门血案。故天仙子内服应谨慎，严格注意剂量和疗程。《雷公炮炙论》《外台秘要》等典籍记载了天仙子的炮制方法，依法炮制，可减少天仙子的毒性。对于天仙子导致的中毒，古人也探索了解毒之法。《日华子本草》载："莨菪子有毒，甘草、升麻、犀角并能解之。"

天仙子中含天仙子胺（莨菪碱）、东莨菪碱、阿托品等生物碱，不可过量及连续服用，孕妇、心脏病、青光眼患者应禁服。天仙子中毒后表现为口腔干燥、吞咽困难、皮肤和黏膜干燥潮红、心动过速、瞳孔散大、排尿困难，严重者可致狂躁、共济失调或表现反应迟钝、昏睡等抑制症状，最后可因呼吸衰竭死亡。发现天仙子中毒，应及时送到医院进行专业抢救。

"风生古戍笛争发，月过横塘鹊独飞"（宋代陆游《湖上》）莨菪的叶和根也可入药。莨菪叶味苦、性寒，有大毒，归肺、肝、胃经，具有镇痛、解痉的功效，用于脘腹疼痛、牙痛、咳嗽气喘的治疗。莨菪根味苦、辛，性寒，有毒，归肝经，具有截疟、攻毒、杀虫的功效，用于疟疾、疥癣等的治疗。

"洞口春红飞蔌蔌，仙子含愁眉黛绿。阮郎何事不归来，嫩烧金，慵篆玉，流水桃花空断续。"（五代和凝《天仙子》）词中的天仙子如梦亦如幻，有着和普通人一样的情思和愁苦。药中的天仙子真实存在，运用得当，能使患者痊愈，稍有不慎，也很可能给患者带来愁苦。

盘丝系腕，巧篆垂簪，玉隐绀纱睡觉。

银瓶露井，彩箑云窗，往事少年依约。

为当时曾写榴裙，伤心红绡褪萼。

黍梦光阴，渐老汀洲烟蒻。

莫唱江南古调，怨抑难招，楚江沉魄。

薰风燕乳，暗雨梅黄，午镜澡兰帘幕。

念秦楼也拟人归，应剪菖蒲自酌。

但怅望、一缕新蟾，随人天角。

这首《澡兰香》是宋代吴文英的作品，通过端午节景色、风俗的描写，抒发对昔日恋人的怀念之情。词牌《澡兰香》因词中"午镜澡兰帘幕"而来。

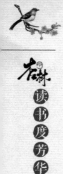
古人沐兰汤的文化意义

"午镜澡兰帘幕"描写的是古代端午节的一个习俗，即用佩兰煎水沐浴，名为沐兰汤。据《大戴礼记》载："五月五日，蓄兰为沐。"在古代沐兰汤习俗极为广泛普遍，故又把端午节称为浴兰节，《荆楚岁时记》载"五月五日，谓之浴兰节"。佩兰富含挥发油，有特殊香气。用佩兰煎水沐浴，既可抑菌杀虫，预防和治疗多种夏季皮肤病，还可起到开窍提神、祛风止痛、舒筋活络等作用。《开宝本草》载："（佩兰）煮水以浴，疗风"，佩兰因此又名香水兰。

由于用佩兰煎水沐浴具有良好的养生保健作用，沐兰汤习俗得到了推广，不再仅限于端午节。古人在参加重大活动前或在日常生活中，都会沐兰汤，进行卫生保健。如屈原在《九歌·云中君》中说："浴兰汤兮沐芳，华采衣兮若英。"苏轼在《华清引》中说："平时十月幸兰汤，玉甃琼梁。五家车马如水，珠玑满路旁。"

佩兰香囊的药用价值

"溱与洧，方涣涣兮。士与女，方秉蕑兮。"这句诗出自《诗经·郑风·溱洧》，翻译成白话文就是："溱水洧水长又长，河水流淌向远方。男男女女城外游，手拿蕑草求吉祥。"在先秦时期的郑国，每逢三月三日上巳节，俊男靓女在溱水洧水岸边约会，手持蕑草，既有袚除不祥之意，又象征自己品德芬芳。《毛诗传》说"蕑，兰也"，但这个"兰"并非今天的兰花，而是佩兰。《增补内经拾遗方论》载："方虚谷言，古之兰草，即今之千金草（佩兰别名），俗呼为孩儿菊。"《本草纲目》载："（佩兰）叶似马兰，故名兰草。"

佩兰气味芳香，具有辟秽和中的功效，古人用来袚除不祥，护卫健康。《神农本草经》载："（佩兰）主利水道，杀蛊毒，辟不祥。久服益气，轻身不老，通神明。"《本草经疏》载："兰草辛平能散结滞，芬芳能除秽恶。"《本草便读》载："佩兰，功用相似泽兰，而辛香之气过之，故能解郁散结，杀蛊毒，除陈腐，濯垢

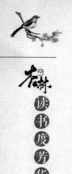

腻，辟邪气。"现代研究证明，佩兰具有抑制流感病毒作用。古人常将佩兰放入香囊内佩戴，佩兰香囊具有芳香化浊辟秽的功效，可以预防多种呼吸道疾病，长沙马王堆汉墓出土的文物中就有内装佩兰的香囊。

古代佩戴佩兰香囊的历史源远流长。《左传·宣公三年》载"以兰有国香，人服媚之如是"，说的就是当时的人们非常喜欢佩兰香囊。苏轼在《殢人娇》里说："明朝端午，待学纫兰为佩。"说的是端午节佩戴佩兰香囊的风俗。屈原在《楚辞·离骚》里说："扈江离与辟芷兮，纫秋兰以为佩。"屈原之后，佩兰就成为品行高洁的象征。如曹植在《七启》中说："佩兰蕙兮为谁修，宴婉绝兮我心愁。"

除了制作香囊，古人还用佩兰制作药枕，佩兰药枕具有芳香行散、开窍提神的功效，可辅助治疗鼻塞、神经性头痛、感冒性头痛等疾病，佩兰因此又被称为"醒头草"或"省头草"。古代妇女还用佩兰制作具有养生功效的美发剂，《本草拾遗》说"妇人和油泽头，故云兰泽，李云都梁是也"。这是"兰泽"和"都梁香"两种别名的由来。

芬芳佩兰药效良

"锦里芬芳少佩兰，风流全占似君难。心迷晓梦窗犹暗，粉落香肌汗未干。"（唐代崔珏《有赠》）佩兰姿态优美，气味芳香，为菊科泽兰属植物，常生长于路边灌木丛或溪边，以地上部分入药。佩兰又名鸡骨香、水香、都梁香、千金草、孩儿菊等，古代常称其为兰草。佩兰性味辛、平，归脾、胃经，具有解暑化湿、辟秽和中的功效，用于暑湿或湿温初起、发热头重、胸闷腹胀、脘痞不饥、恶心呕吐、口中甜腻、消渴的治疗。佩兰属芳香化湿类中药，其化湿和中之功与藿香相似，常相须为用，治疗湿阻中焦之证，并配苍术、厚朴、豆蔻仁等，以增强芳香化湿之功。佩兰性平，具有化湿浊、去陈腐之功，可单用煎汤服，或配伍黄芩、白芍、甘草等药治疗脾经湿热，口中甜腻、多涎、口臭等脾瘅症。

"六月衡湘暑气蒸，幽香一喷冰人清。曾将移入浙西种，一岁才华一两茎。"（南宋赵孟坚《题墨兰图》）佩兰化湿又能解暑，与藿香、荷叶、青蒿等同用治疗暑

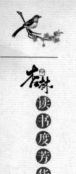
湿证；与滑石、薏苡仁、藿香等同用治疗湿温初起。自古以来，佩兰就是解暑的要药。《重订广温热论》中的五叶芦根汤用藿香叶、薄荷叶、佩兰叶、荷叶、枇杷叶、水芦根、鲜冬瓜制成，可治疗温暑初起诸证；《增补评注温病条辨》中的七叶芦根汤用藿香叶、佩兰叶、薄荷叶、冬桑叶、大青叶、鲜竹叶、青箬叶、活水芦笋制成，可治疗秋后伏暑，因新症触发。佩兰茶由佩兰5克、绿茶3克制成，泡水服用可治疗暑月受湿脘痞不饥、口腻，月经不调。

"折茎聊可佩，入室自成芳。开花不竞节，含秀委微霜。"（南北朝萧詧《咏兰诗》）佩兰的花可单独入药，名为千金花。千金花性味苦、辛、平，具有化湿行气的功效，可治疗痢疾。《本草乘雅半偈》载："以花煮酒，治滞痢。"《本草纲目拾遗》载："千金花气香味苦，浸酒治滞下，以其能利水道，宣气四达之功耳。"

"朗鉴谅不远，佩兰永芬芳。"（唐代韩愈、孟郊《遣兴联句》）佩兰是古人眼中的兰花香草，既可比喻品德良好的谦谦君子，亦可比喻贤德高洁的窈窕淑女，之所以如此，皆源于佩兰的芳香化湿药效。